中医体质药膳调养指导

Traditional Chinese Medicine Constitution Health Preserving Medicated Diet Recipe

李萍　郁东海　李华章　主编

同济大学出版社·上海

编委会名单

主　编　李　萍　郁东海　李华章

副主编　夏红惠　赵春燕　黄军英　杨　睿

编　委　陈　华　杜　雨　张玲玲　冯欣茵

　　　　齐佳龙　徐少英　陈旭翱

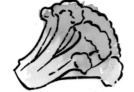 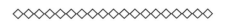

序

日前，李萍研究员送来其主编的《中医体质药膳调养指导》书稿，拜读之余，颇感这是一本不可多得的中医养生科普类好书。

是书选题精准，切以实用。

民以食为天，药补不如食补。唐代医家孙思邈《备急千金要方》有"食治"专论，强调"不知食宜者，不足以存生也"。指出"安身之本，必资于食""食疗不愈，然后命药"。食养食疗对于摄取保健的重要性不言自明。

然而，我们有理由相信，唯有依据自身体质特点所实施的食养食疗方法，尤其是药膳食谱配制，才是科学的、可信的、有效的。

多年来，业界围绕"体质"展开了大量学术研究，引起了学术争鸣。就体质概念而言，不少学者对此的界定表述不尽相同，但对构成体质概念的基本要素的认识大体一致。一是强调体质是人体在形态结构、生理功能和心理状态等方面综合的、相对稳定的特质。二是强调体质是在先天禀赋及后天获得的基础上形成的，即所谓"禀赋于先天，得养于后天"。三是强调体质与致病因素的易感性、发病类型的倾向性、疾病传变的趋向性密切相关。有鉴于此，体质才是隐藏于一个人健康、疾病、寿命背后的最关键、最根本的问题。

《中医体质药膳调养指导》的主编及其研究团队，以中医体质分型为核心理念，以药物、食材、食谱选择为主要支点，且将食材的现代营养成分与药材的传统养生功效一并介绍，紧扣主旨，逐一展开，联系实际，好学易懂。故言是书选题精准，切以实用。

是书删繁求简，力求务实。

眼下，书市上中医养生类科普书籍俯拾皆是，凡涉及养生概念、体质理念、食养食疗、药膳食谱者，大多洋洋洒洒，文献堆砌，资料引证，繁而不要，虚而不实，令读者如坠云里雾里，莫衷一是。详阅本书内容，单刀直入，开宗明义，不纠缠于理论纷争，不纠结于文献演化，诸如对体质分型、"药食同源"、药膳烹饪、推荐药材、推荐食材、推荐食谱的叙述，多能择善而从，直截了当，有助于大众读者的学习和理解，有助于药膳食谱的仿制与推广。故言是书删繁求简，力求务实。

是书图文并茂，好学易做。

本书重点介绍中医体质养生的药膳食谱，其间涉及与不同体质类型所匹配的药材食材、配制比例、烹饪方法、饮食宜忌等内容，具有很强的实用性和操作性。为了便于广大食疗爱好者的阅读理解和按法仿学，本书作者除了力求文字简明，交代清晰外，还匹配彩色图谱四百余幅，以文配图，以图释文，让人一望便知，一目了然。加之书中针对不同体质所介绍的药材均为法定的亦食亦药，食材均是常见的日用食物，食谱也均为常用的中餐结构，这无疑使本书内容更贴近生活，贴近百姓。故言是书图文并茂，好学易做。

本书内容科学，操作简便，切以实用，既适合食疗养生爱好者阅读，也可作为相关从业人员的参考用书。本人先睹为快，并乐为作序。

李其忠

庚子季夏海上愚通斋

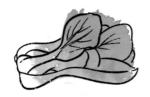

◇◇◇◇◇◇◇◇◇◇◇◇◇◇◇◇◇ **前言**

　　随着生活条件的日益改善和生活水平的不断提高，人们对于"科学饮食、健康生活"的需求越来越迫切。

　　药膳发源于我国历史悠久的食养食疗文化，它是中国传统医学知识与饮食烹调经验相结合的产物。它"寓医于食"，既将药物作为食物，又将食物赋以药用，药借食力，食助药威，二者相辅相成，相得益彰，既具有较高的营养价值，又可防病治病、强身健体、延年益寿。

　　基于为日常饮食增添健康养生元素、科学普及中医食养文化知识，帮助大众树立正确的中医食养理念，上海市浦东新区光明中医医院组织编著了《中医体质药膳调养指导》一书，呈献给广大热爱健康饮食的读者。

　　中医学认为，人与人之间存在体质差异。不同的遗传背景和生活环境，造就了每个人不同的体质，也造就了不同的身体反应状态。依据体质进行药膳调养则是中医辨证论治体系中"因人制宜"的具体应用。

　　在深入发掘整理古今大量相关文献资料的基础上，《中医体质药膳调养指导》遴选出百余种"药食同源"的中药材及食材，精心搭配出具有代表性的45款药膳，以体质养生理念为核心，结合套菜方式呈现。中医学专家和营养学专家对每一款药膳的药材食材配比、烹饪方法、食用宜忌、食养功效等都进行了精心指导，既保证药膳的中医养生功效，又注重药膳的营养均衡。

通俗易懂的文字、赏心悦目的图片以及科学专业的阐释相结合，希望给读者带来全新的药膳食养体验。

《中医体质药膳调养指导》融科学性、知识性、实用性于一体，帮助读者轻松掌握体质食养方法，领略健康生活新理念，逐步将食养养生生活化。

热爱健康，从药膳调养开始。请翻开这本书，一起开启食养健康新生活。

编者

2020 年 3 月

目录

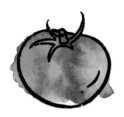

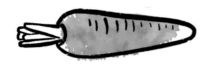

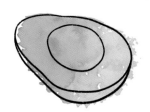

阅读说明

本书结构

关于体质

关于"药食同源"中药材

关于食材

关于食谱

关于烹饪

本书结构

　　本书正文按"气虚质、阳虚质、阴虚质、痰湿质、湿热质、血瘀质、气郁质、特禀质、平和质"分为九章，介绍各种体质的养生药膳。

　　每个体质养生药膳章节包含"体质概述""推荐中药材""推荐食材""推荐食谱"四部分内容。"体质概述"介绍不同体质的特征，涵盖常见表现、易患疾病、食养原则等内容。"推荐中药材"介绍不同体质常用"药食同源"中药材的功效、主治及用法、用量。"推荐食材"介绍日常饮食中常用的食材，品种包含谷类、豆类、禽畜类、水产类、果蔬类等。"推荐食谱"介绍适合不同体质的药膳套餐，套餐食谱以"色、香、味、形、养"为原则，按荤菜、素菜、汤品、点心和粥品各一道的中餐结构设计，在注重药膳调养功效的同时，也考虑了平衡膳食和食材种类多样化及营养成分定量化。

关于体质

所谓体质，是指人的先天禀赋（含遗传）和后天生活相融合而形成的身心整体素质。体现于人的形态、结构、功能、心性、伦理和适应环境（自然和社会）的能力等方面。在人生的胎儿、童年、青少年、成年、中老年等阶段，体质是相对稳定的，但又具有动态可调性。中医学历来重视人的体质状态，在防病治病上，从具体的个体出发，权衡干预措施，体现以人为本、因人制宜的思想。体质辨识即以人的体质为认知对象，从体质状态及不同体质分类的特性，把握其健康与疾病的整体要素与个体差异，制定防治原则，选择相应的治疗、预防、养生方法，从而进行"因人制宜"的干预。

2009 年 3 月，中华中医药学会发布《中医体质分类与判定》标准（ZYYXH/T157—2009）。该标准是我国第一部指导和规范中医体质研究及应用的文件，旨在为体质辨识及与中医体质相关疾病的防治、养生、健康管理提供依据，使体质分类科学化、规范化。提出的平和质、气虚质、阳虚质、阴虚质、痰湿质、湿热质、血瘀质、气郁质、特禀质 9 种中医体质基本类型与特征，取得了普遍共识，易于理解和学习。本书附有《中医体质分类与判定》，读者只需对照打分，就能知道自己是什么体质（有单一型的，更有复合型的），按照书中所提供的药膳调养方法，便能进行简单有效的养生保健。

关于"药食同源"中药材

中医学自古以来就有"药食同源"（又称为"医食同源"）理论。这一理论认为，许多食物也是药物，同样能防病治病；不少药物也是食物，同样能果腹充饥。在古代社会中，人们在寻找食物的过程中发现了各种食物和药物的性味和功效，认识到许多食物可以药用，许多药物也可以食用，两者之间很难严格区分。这就是"药食同源"理论的基础，也是食物疗法的基础。

2002 年 2 月，原卫生部发布《关于进一步规范保健食品原料管理的通知》（卫法监发〔2002〕51 号）明确 87 种物质既是食品又是中药材；2014 年 10 月，原国家卫生和计划生育委员会办公厅发布《关于征求〈按照传统既是食品又是中药材物质目录管理办法〉（征求意见稿）意见的函》（国卫办食品函〔2014〕975 号），在 2002 年原卫生部公布的 87 种既是食品又是中药材物质的基础上，新增 15 种。2019 年 11 月，国家卫生健康委、国家市场监管总局发布《关于对党参等 9 种物质开展按照传统既是食品又是中药材的物质管理试点工作的通知》（国卫食品函〔2019〕311 号）；2020 年 1 月，国家卫生健康委、国家市场监管总局发布《关于当归等 6 种新增按照传统既是食品又是中药材的物质公告》（2019 年第 8 号）。

本书以上述文件为基础，依据"药食同源"中药材的功效及主治，结合九种体质的特征及调养原则，分析归纳出适宜不同体质的"药食同源"中药材。中药材介绍中，除另有规定外，用法系指水煎内服；用量系指成人一日常用剂量，必要时可根据需要酌情增减。

本书中血瘀质、气郁质推荐用药有活血化瘀、行气活血的功效，妊娠妇女需慎用，如桃仁、红花等；另，药性辛热的温里药以及性质滑利之品如肉桂、干姜、薏苡仁等，妊娠妇女也需慎用。

关于食材

现代营养学认为，只有全面而合理的膳食营养，即平衡饮食，才能维持人体的健康。在世界饮食科学史上，最早提出平衡饮食观点的是中国。成书于二千多年前的中医典籍《黄帝内经》已有"五谷为养，五果为助，五畜为益，五菜为充，气味合而服之，以补精益气"的记载。

"五谷为养"，是指黍、稷、麦、菽、稻等谷物和豆类作为养育人体之主食。黍、稷、麦、稻富含碳水化合物和蛋白质，菽则富含蛋白质和脂肪等；谷物和豆类同食，可以大大提高营养价值。

"五果为助"，系指枣、李、杏、栗、桃等水果、坚果，有助养身和健身之功。水果富含维生素、纤维素、糖类和有机酸等物质，可以生食，且能避免因烧煮破坏其营养成分。

"五畜为益"，泛指牛、羊、猪、鸡、犬等禽畜肉食，对人体有补益作用，能增补五谷主食营养之不足，是平衡饮食食谱的主要辅食。动物性食物多为高蛋白、高脂肪、高热量，而且含有人体必需的氨基酸，是人体正常生理代谢及增强机体免疫力的重要营养物质。

"五菜为充"，则指葵、韭、薤、藿、葱等蔬菜。各种蔬菜均含有多种微量元素、维生素、纤维素等营养物质，有增食欲、充饥腹、助消化、补营养等作用，对人体的健康十分有益。

我国古代医家很早就将中药的"四性（寒、热、温、凉）""五味（辛、甘、酸、苦、咸）"理论运用到食物之中，认为每种食物也具有"四性""五味"。本书依据食物的"四性五味"，总结归纳出适宜九种体质的常用食材，并根据平衡饮食的理念，在药膳研制中充分融合了谷类、豆类、禽畜类、水产类、果蔬类等食材，既注重食材的养生功效，又满足了食物多样性的营养需求，同时也丰富了口感。

关于食谱

本书推荐食谱中的食物成分，根据《中国食物成分表标准版（第 6 版》（杨月欣编），为每 100 克食材（生重）中主要营养成分的含量；药膳菜品的食材用量，基本上按 2 人份设计，并通过营养分析软件计算，标注了该药膳菜品的营养成分（1人份）。

本书研制的药膳食谱包含了荤菜、素菜、汤品、点心及粥品等种类，以期满足广大读者不同口味、不同场合的需求。

本书在参考《中国药膳大辞典》《中医食疗方全录》《中医药膳学》等书籍中共逾 1.5 万个药膳配方的基础上，运用频数分析、聚类分析、关联规则分析等数据分析技术，结合中医学、营养学及烹饪学理论，最终研制了适合九种体质的具有"色、香、味、形、养"的药膳食谱。

除了推荐药膳食谱外，读者可根据本书推荐的中药材和食材，结合自己和家人、朋友们的体质情况及饮食喜好，按需自行调整或创作相应的药膳菜品。

关于烹饪

"烹"，就是煮的意思。"饪"，是指熟的意思。广义的烹饪，是对食物原料进行热加工，将生的食物原料加工成熟食品；狭义的烹饪，是指对食物原料进行合理选择调配，加工治净，加热调味，使之成为色、香、味、形、质、养兼美的安全无害、利于吸收、益人健康、强人体质的饭食菜品。中国烹饪文化具有浓郁的民族特色和独特的东方魅力，主要表现为以味的享受为核心、以饮食养生为目的的和谐与统一。

本书为了最大程度地保证食材的原汁原味，减少烹饪中营养素的损失，在药膳研制中，尽可能选用以蒸、煮、炖、烩、拌为主的烹饪方法，同时为了满足现代人对饮食的品质要求，对一些传统制法进行了工艺改良，以提高其安全性和实用性，并以"小贴士"的形式备注。

气虚体质
养生药膳

★ 体质概述

总体特征： 气短乏力，爬楼会喘粗气，自汗，容易感冒，懒言，精神不振易疲劳；性格内向，不喜冒险；不耐受风、寒、暑、湿邪；肌肉松软不实。

易患疾病： 稍稍受凉即易患感冒，容易内脏下垂，病后康复缓慢。

食养原则： 宜选用补气益气的中药材及食材进行调养。

饮食禁忌： 平时少吃生冷、黏腻食品。

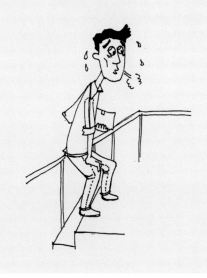

推荐中药材

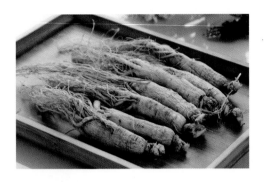

人参 rénshēn

本品为五加科植物人参的干燥根和根茎。多于秋季采挖，洗净晒干或烘干。栽培的俗称"园参"；播种在山林野生状态下自然生长的称"林下山参"，习称"籽海"。

【**性味与归经**】甘、微苦，微温。归脾、肺、心、肾经。

【**功能与主治**】大补元气，复脉固脱，补脾益肺，生津养血，安神益智。用于体虚欲脱，肢冷脉微，脾虚食少，肺虚喘咳，津伤口渴，内热消渴，气血亏虚，久病虚羸，惊悸失眠，阳痿宫冷。

【**用量**】3～9g。

【**注意**】不宜与藜芦、五灵脂同用。

【**贮藏**】置阴凉干燥处，密闭保存，防蛀。

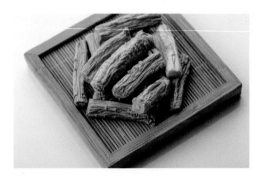

党参 dǎngshēn

本品为桔梗科植物党参、素花党参或川党参的干燥根。秋季采挖，洗净，晒干。

【**性味与归经**】甘，平。归脾、肺经。

【**功能与主治**】健脾益肺，养血生津。用于脾肺气虚，食少倦怠，咳嗽虚喘，气血不足，面色萎黄，心悸气短，津伤口渴，内热消渴。

【**用量**】9～30g。

【**注意**】不宜与藜芦同用。

【**贮藏**】置通风干燥处，防蛀。

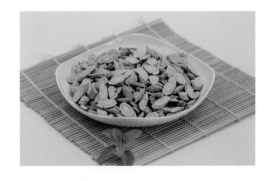

黄芪 huángqí

本品为豆科植物蒙古黄芪或膜荚黄芪的干燥

根。春、秋二季采挖，除去须根和根头，晒干。

【性味与归经】甘，微温。归肺、脾经。

【功能与主治】补气升阳，固表止汗，利水消肿，生津养血，行滞通痹，托毒排脓，敛疮生肌。用于气虚乏力，食少便溏，中气下陷，久泻脱肛，便血崩漏，表虚自汗，气虚水肿，内热消渴，血虚萎黄，半身不遂，痹痛麻木，痈疽难溃，久溃不敛。

【用量】9～30g。

【贮藏】置通风干燥处，防潮，防蛀。

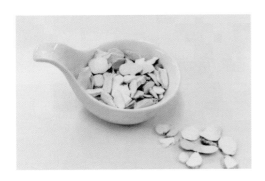

山药 shānyào

本品为薯蓣科植物薯蓣的干燥根茎。冬季茎叶枯萎后采挖，切去根头，洗净，除去外皮和须根，干燥，习称"毛山药片"；或除去外皮，趁鲜切厚片，干燥，称为"山药片"；也有选择肥大顺直的干燥山药，置清水中，浸至无干心，闷透，切齐两端，用木板搓成圆柱状，晒干，打光，习称"光山药"。

【性味与归经】甘，平。归脾、肺、肾经。

【功能与主治】补脾养胃，生津益肺，补肾涩精。用于脾虚食少，久泻不止，肺虚喘咳，肾虚遗精，带下，尿频，虚热消渴。麸炒山药补脾健胃。用于脾虚食少，泄泻便溏，白带过多。

【用量】15～30g。

【贮藏】置通风干燥处，防蛀。

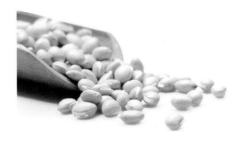

白扁豆 báibiǎndòu

本品为豆科植物扁豆的干燥成熟种子。秋、冬二季采收成熟果实，晒干，取出种子，再晒干。

【性味与归经】甘，微温。归脾、胃经。

【功能与主治】健脾化湿，和中消暑。用于脾胃虚弱，食欲不振，大便溏泻，白带过多，暑湿吐泻，胸闷腹胀。炒白扁豆健脾化湿。用于脾虚泄泻，白带过多。

【用量】9～15g。

【贮藏】置干燥处，防蛀。

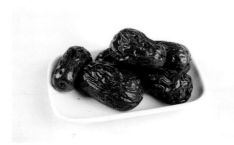

大枣 dàzǎo

本品为鼠李科植物枣的干燥成熟果实。秋季果实成熟时采收，晒干。

【性味与归经】甘，温。归脾、胃、心经。

【功能与主治】补中益气，养血安神。用于脾虚食少，乏力便溏，妇人脏躁。

【用量】6～15g。

【贮藏】置干燥处，防蛀。

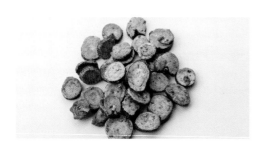

甘草 gāncǎo

本品为豆科植物甘草、胀果甘草或光果甘草的干燥根和根茎。春、秋二季采挖，除去须根，晒干。

【性味与归经】甘，平。归心、肺、脾、胃经。

【功能与主治】补脾益气，清热解毒，祛痰止咳，缓急止痛，调和诸药。用于脾胃虚弱，倦怠乏力，心悸气短，咳嗽痰多，脘腹、四肢挛急疼痛，痈肿疮毒，缓解药物毒性、烈性。

【用量】2～10g。

【注意】不宜与海藻、京大戟、红大戟、甘遂、芫花同用。

【贮藏】置通风干燥处，防蛀。

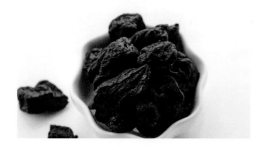

黄精 huángjīng

本品为百合科植物滇黄精、黄精或多花黄精的干燥根茎。按形状不同，习称"大黄精""鸡头黄精""姜形黄精"。春、秋二季采挖，除去须根，洗净，置沸水中略烫或蒸至透心，干燥。

【性味与归经】甘，平。归脾、肺、肾经。

【功能与主治】补气养阴，健脾，润肺，益肾。用于脾胃气虚，体倦乏力，胃阴不足，口干食少，肺虚燥咳，劳嗽咳血，精血不足，腰膝酸软，须发早白，内热消渴。

【用量】9～15g。

【贮藏】置通风干燥处，防霉，防蛀。

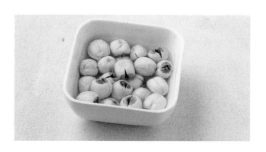

莲子 liánzǐ

本品为睡莲科植物莲的干燥成熟种子。秋季果实成熟时采割莲房，取出果实，除去果皮，干燥，或除去莲子心后干燥。

【性味与归经】甘、涩，平。归脾、肾、心经。

【功能与主治】补脾止泻，止带，益肾涩精，养心安神。用于脾虚泄泻，带下，遗精，心悸失眠。

【用量】6～15g。

【贮藏】置干燥处，防蛀。

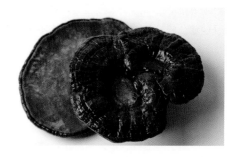

灵芝 língzhī

本品为多孔菌科真菌赤芝或紫芝的干燥子

实体。全年采收，除去杂质，剪除附有朽木、泥沙或培养基质的下端菌柄，阴干或在40℃～50℃烘干。

【性味与归经】甘，平。归心、肺、肝、肾经。
【功能与主治】补气安神，止咳平喘。用于心神不宁，失眠心悸，肺虚咳喘，虚劳短气，不思饮食。
【用量】6～12g。
【贮藏】置干燥处，防霉，防蛀。

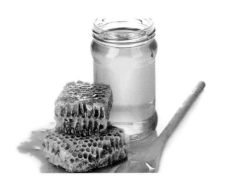

蜂蜜 fēngmì

本品为蜜蜂科昆虫中华蜜蜂或意大利蜂所酿的蜜。春至秋季采收，滤过。

【性味与归经】甘，平。归肺、脾、大肠经。
【功能与主治】补中，润燥，止痛，解毒；外用生肌敛疮。用于脘腹虚痛，肺燥干咳，肠燥便秘，解乌头类药毒；外治疮疡不敛，水火烫伤。
【用量】15～30g。
【贮藏】置阴凉处。

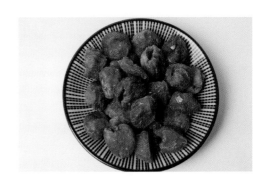

龙眼肉 lóngyǎnròu

本品为无患子科植物龙眼的假种皮。夏、秋二季采收成熟果实，干燥，除去壳、核，晒至干爽不黏。

【性味与归经】甘，温。归心、脾经。
【功能与主治】补益心脾，养血安神。用于气血不足，心悸怔忡，健忘失眠，血虚萎黄。
【用量】9～15g。
【贮藏】置通风干燥处，防潮，防蛀。

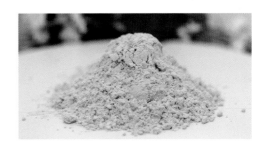

松花粉 sōnghuāfěn

本品为松科植物马尾松、油松或同属数种植物的干燥花粉。春季花刚开时，采摘花穗，晒干，收集花粉，除去杂质。

【性味与归经】甘，温。归肝、脾经。
【功能与主治】收敛止血，燥湿敛疮。用于外伤出血，湿疹，黄水疮，皮肤糜烂，脓水淋漓。
【用量】9～10g。
【贮藏】置干燥处，防潮。

推荐食材

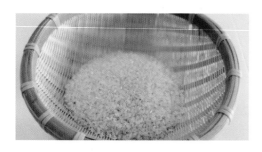

粳米 jīngmǐ

粳米又称大米、稻米。为禾本科植物粳稻的种仁。我国各地均有栽培。种子成熟后采收，晒干储存。粳米营养丰富，含磷、铁、镁、钾、钙等多种无机盐和维生素，是机体蛋白质和热量的重要来源。粳米可煮粥、蒸饭，也可炒米，磨成面制作糕点。中医认为粳米具有"补中益气，健脾和胃，除烦止渴，涩肠止泻"的功效。每百克粳米主要营养成分见表 1-1-1。

表 1-1-1 粳米主要营养成分（100g）

蛋白质 (g)	7.7	脂肪 (g)	0.6
热量（kcal）	351	膳食纤维 (g)	0.6
磷 (mg)	121	镁 (mg)	34

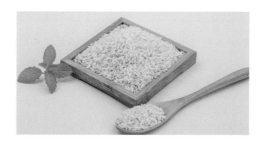

糯米 nuòmǐ

糯米，又称江米、元米、糯稻。为禾本科植物糯稻的种仁。多产于我国南方。去除稻壳，取用种仁。本品含大量淀粉、蛋白质、脂肪、糖类、钙、磷、铁、维生素 B_1、维生素 B_2 等，是机体热量的主要来源。糯米一般不作为主食，常用于制作糕点、小吃等，还可酿酒、制酒酿。中医认为糯米具有"补中益气，暖胃止泻，止汗，缩小便"的功效。每百克糯米主要营养成分见表 1-1-2。

表 1-1-2 糯米主要营养成分（100g）

蛋白质 (g)	7.3	脂肪 (g)	1.0
热量 (kcal)	356	膳食纤维 (g)	0.6
钙 (mg)	26	镁 (mg)	49

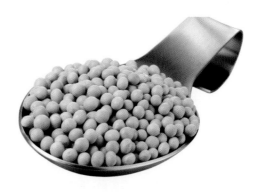

黄豆 huángdòu

黄豆又称大豆，为豆科植物大豆的种皮黄色的种子。我国各地均有栽培。秋季采收未成熟或成熟果荚，除去荚壳，鲜用或晒干备用。黄豆营养全面，蛋白质含量较高，黄豆脂肪主要为不饱和脂肪酸。黄豆食法多样，炒、煮、油炸、酱炒、煮肉皆可。中医认为黄豆有"益气养血、健脾养胃"的功效。每百克黄豆主要营养成分见表 1-1-3。

表 1-1-3 黄豆主要营养成分（100g）

蛋白质 (g)	35	脂肪 (g)	16
热量（kcal）	423	碳水化合物 (g)	34.2
钙 (mg)	191	钾 (mg)	1503

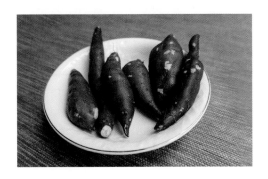

番薯 fānshǔ

番薯又称甘薯、山芋、地瓜、红薯，为薯蓣科薯蓣属植物甘薯的块茎。夏秋采收，洗净，切片晒干或鲜用。番薯是一种营养齐全而丰富的天然滋补食品，富含蛋白质、脂肪、多糖、磷、钙、钾、胡萝卜素、维生素 A、维生素 C、维生素 E、维生素 B_1、维生素 B_2 和多种氨基酸。番薯可生食、煨食、煮食、熬粥等。中医认为番薯具有"健脾益气、滋阴补肾"的功效。每百克番薯主要营养成分见表 1-1-4。

表 1-1-4 番薯主要营养成分（100g）

蛋白质 (g)	1.1	脂肪 (g)	0.2
热量（kcal）	107	膳食纤维 (g)	7
钙 (mg)	23	钠 (mg)	28.5

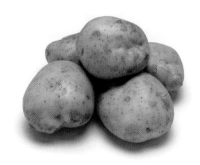

马铃薯 mǎlíngshǔ

马铃薯又称地蛋、土豆、洋山芋等，为茄科植物的块茎。我国各地均有栽培。去皮鲜用。马铃薯块茎含有大量的淀粉、蛋白质、多种维生素和无机盐，如钙、磷、铁、钾、钠、锌、锰等。马铃薯可作为蔬菜制作佳肴，亦可作为主食，可炒、炖、炸、蒸等。中医认为马铃薯具有"健脾益气、润肠通便、疗疮"的功效。每百克马铃薯主要营养成分见表 1-1-5。

表 1-1-5 马铃薯主要营养成分（100g）

蛋白质 (g)	2	脂肪 (g)	0.2
热量（kcal）	80	膳食纤维 (g)	0.7
钙 (mg)	8	锌 (mg)	0.37

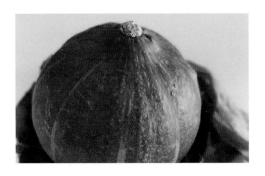

南瓜 nánguā

南瓜为葫芦科植物南瓜的果实。我国南北各地广泛种植。夏秋果实成熟时采收，鲜用。南瓜中丰富的类胡萝卜素在机体内可转化成具有重要生理功能的维生素 A；南瓜含有丰富的钴，在各类蔬菜中含钴量居首位。南瓜可炒、煮、蒸、做饼、做馅等。中医认为南瓜具有"补益中气、解毒消肿"的功效。每百克南瓜主要营养成分见表 1-1-6。

表 1-1-6 南瓜主要营养成分（100g）

蛋白质 (g)	1.4	脂肪 (g)	0.1
热量（kcal）	36	膳食纤维 (g)	0.8
钙 (mg)	16	铁 (mg)	0.4

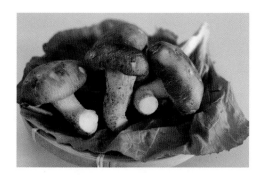

香菇 xiānggū

香菇又名花菇、香蕈、香信、香菌、冬菇、香菰。为侧耳科植物香蕈的子实体。春、秋、冬季均可采收，洗净鲜用，或晒干用。香菇富含 B 族维生素、铁、钾、维生素 D 原（经日晒后转成维生素 D），味道鲜美，香气沁人，营养丰富，可提高人体免疫力。香菇宜荤宜素，是烹制佳肴的上好原料，既可作主料，又可作配料，适用于卤、拌、炒、烧、炖、煎等多种方法。中医认为香菇具有"益气补虚，健脾养胃"的功效。每百克香菇主要营养成分见表 1-1-7。

表 1-1-7 香菇主要营养成分（100g）

蛋白质 (g)	2.2	脂肪 (g)	0.3
热量（kcal）	33	膳食纤维 (g)	3.3
钙 (mg)	2	铁 (mg)	0.3

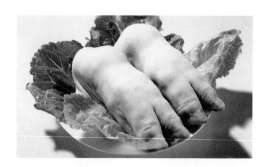

猪蹄 zhūtí

猪蹄为猪科动物猪的蹄。猪宰杀后，刮去毛，剁下脚爪，洗净鲜用。猪蹄含丰富的胶原蛋白质，脂肪含量比肥肉低，对延缓衰老和促进儿童生长发育具有重要意义。猪蹄适合炒、烧、卤、煮、炖等。中医认为猪蹄有"补气血、润肌肤、通乳汁、托疮毒"的功效。每百克猪蹄主要营养成分见表 1-1-8。

表 1-1-8 猪蹄主要营养成分（100g）

蛋白质 (g)	22.6	脂肪 (g)	18.8
能量（kcal）	258	锌 (mg)	1.14
钙 (mg)	33	铁 (mg)	1.1

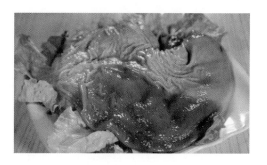

猪肚 zhūdǔ

猪肚为猪科动物猪的胃。猪宰杀后，剖开腹部，取出胃，洗净鲜用或冷藏。猪肚含有蛋白质、脂肪、碳水化合物、维生素及钙、铁、锌等多种矿物质。猪肚适合烧、卤、煮、炖、炒后食用。中医认为猪肚有"补虚损、健脾胃、止消渴"的功效。每百克猪肚主要营养成分见表 1-1-9。

表 1-1-9 猪肚主要营养成分（100g）

蛋白质 (g)	15.2	脂肪 (g)	5.1
热量（kcal）	110	锌 (mg)	1.92
钙 (mg)	11	硒 (μg)	12.8

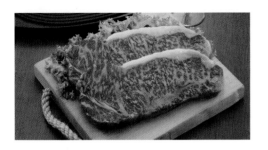

牛肉 niúròu

牛肉为牛科动物黄牛或水牛的肉。牛宰杀后，剥皮取肉，水漂洗后，鲜用或冷藏。牛肉含有丰富的蛋白质，氨基酸组成比猪肉更接近人体需要，能提高机体抗病能力。牛肉各部位肉质不同，应根据烹调方法选择，如红烧、煨汤、爆炒、炖、烤等。中医认为牛肉有"安中益气、养脾胃，补虚壮健、强筋骨、消水肿、除湿气"的功效。每百克牛肉主要营养成分见表 1-1-10。

表 1-1-10 牛肉主要营养成分（100g）

蛋白质 (g)	19.9	脂肪 (g)	4.2
能量 (kcal)	126	镁 (mg)	20
钙 (mg)	23	铁 (mg)	3.3

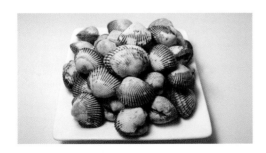

蚶 hān

蚶为蚶科动物魁蚶、泥蚶、毛蚶等的肉，分布于我国沿海等地。捕获后，洗净，沸水略煮，去壳取肉用。蚶肉含有丰富的蛋白质及氨基酸，极少量的脂肪，又含糖原、多种维生素及烟酸等，营养价值较高。蚶可煮食、煨汤。中医认为蚶具有"健脾补中、益气养血"的功效。每百克蚶主要营养成分见表 1-1-11。

表 1-1-11 蚶主要营养成分（100g）

蛋白质 (g)	10	脂肪 (g)	0.8
热量（kcal）	72	镁 (mg)	84
钙 (mg)	59	铁 (mg)	11.4

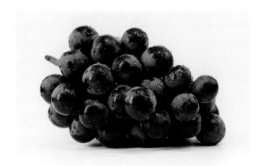

葡萄 pútao

葡萄为葡萄科葡萄属植物葡萄的果实。我国各地普遍种植。葡萄中的葡萄糖、有机酸、氨基酸、维生素含量丰富。葡萄可鲜食，还可做葡萄汁、酿酒，也可作为粥、羹、菜肴等食谱的原料。中医认为葡萄有"补气血、益肝肾、生津液、强筋骨、利小便"的功效。每百克葡萄主要营养成分见表 1-1-12。

表 1-1-12 葡萄主要营养成分（100g）

蛋白质 (g)	0.5	脂肪 (g)	0.2
热量（kcal）	46	膳食纤维 (g)	0.4
钙 (mg)	5	铁 (mg)	0.4

推荐食谱

气虚体质套餐				
荤菜	素菜	汤品	点心	粥品
人参猪肚	香菇山药	枣莲南瓜汤	八仙糕	参芪补气粥

荤菜——人参猪肚

一、【原料】（2 人份）

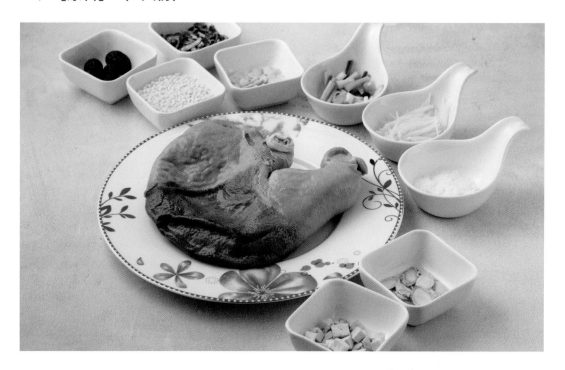

主料	糯米	100g	猪肚	500g
辅料	人参	2g	甜杏仁	6g
	陈皮	10g	茯苓	15g
	大枣	15g（约 5 枚）	面粉	50g
调料	生姜	3g（约 3 片）	大葱	10g（约 3 段）
	大蒜	15g（约 3 瓣）	花椒	5g
	白胡椒	1g	盐	2g
	味精	1g	白醋	15mL
	黄酒		5mL	

二、【做法】

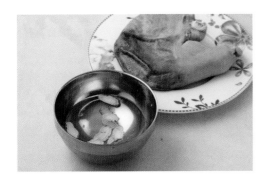

① 将人参片、大枣、茯苓洗净待用；陈皮洗净切丝；甜杏仁用开水浸泡后再用冷水搓去皮晾干；猪肚两面洗净，刮去白膜，放入白醋、盐与面粉，用面粉揉搓 10 分钟，醒发 15 分钟，用冷水洗净焯水；姜、蒜、葱切段；糯米淘净。

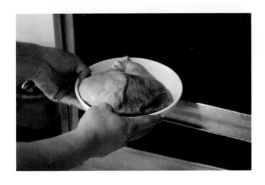

② 把人参片、大枣、茯苓、陈皮、甜杏仁与糯米、花椒、白胡椒同装纱布袋内，扎口，放猪肚内。把猪肚置一大盘内，加适量黄酒，用旺火蒸 2 小时，至猪肚烂熟时取出。

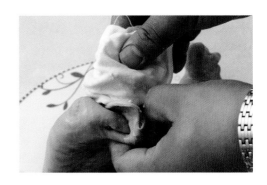

③ 待稍凉取出糯米饭留用；从中取出人参、杏仁、大枣留用；其余取出不用。将枣放小碗内，猪肚切薄片放其上，人参放猪肚上。

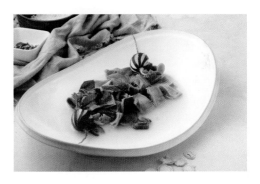

④ 把盘内原汤与人参汤倒入锅内，待沸，加适量味精调味，即可装盘。

三、【主要营养成分表】

人参猪肚主要营养成分见表 1-2-1。

表 1-2-1 人参猪肚主要营养成分（1 人份）

热量 (kcal)	616.17	蛋白质 (g)	48.37
脂肪 (g)	15.95	碳水化合物 (g)	69.14
膳食纤维 (g)	10.17	微量元素 (mg)	钙 78.03、钾 602.67

小贴士：

清洗猪肚时，先用面粉把猪肚里外揉搓一遍，清水冲洗干净。再用白醋、盐，把猪肚里外都揉搓一遍，能更好地去除猪肚的腥臭味。

素菜——香菇山药

一、【原料】（2 人份）

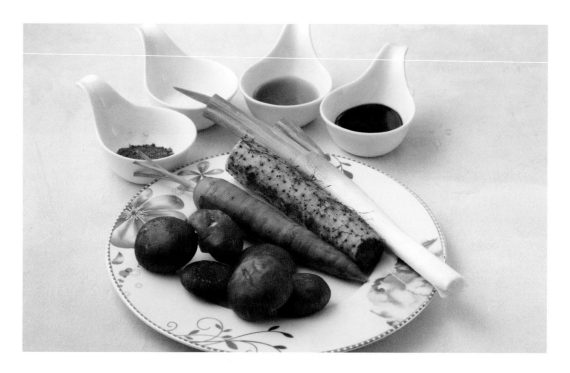

主料	鲜山药	300g		
辅料	鲜香菇	50g	胡萝卜	100g
调料	大葱	5g（约 2 段）	盐	2g
	玉米油	5mL	生抽	2mL

二、【做法】

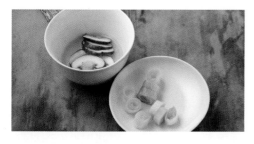

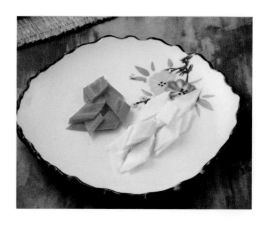

① 将胡萝卜、山药洗净，去皮切片；香菇洗净，切薄片，放入加盐的水中浸泡，以免氧化发黑；葱洗净，切段备用。

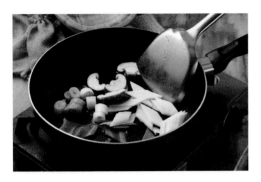

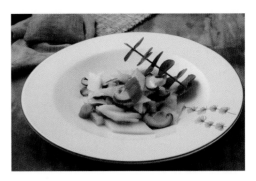

② 锅中加油烧热，爆香葱段；放入山药、香菇、胡萝卜炒匀，淋少许酱油调味；加少许水，以中火焖煮 10 分钟至山药熟软。

③ 再加入盐和胡椒粉调味，盛出即可。

三、【主要营养成分表】

香菇山药主要营养成分见表 1-2-2。

表 1-2-2 香菇山药主要营养成分（1 人份）

热量（kcal）	127.90	蛋白质（g）	3.99
脂肪（g）	2.97	碳水化合物(g)	24.13
膳食纤维（g）	3.66	微量元素(mg)	磷 85.24、锌 0.71、铜 0.44、铁 0.77

小贴士：

① 山药皮中含有皂角素和植物碱，部分人接触后会出现皮肤过敏并且发痒，可套上塑胶手套用竹片或丝瓜瓤去除外皮，也可先蒸或煮 5 分钟，晾凉后去皮；
② 鲜山药切片后需立即浸泡在盐水中，以防止氧化发黑。

汤品——枣莲南瓜汤

一、【原料】（2 人份）

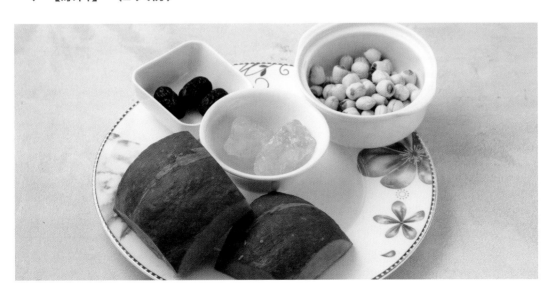

主料	南瓜	200g		
辅料	莲子	30g	大枣	10g（约3个）
调料	冰糖	30g		

二、【做法】

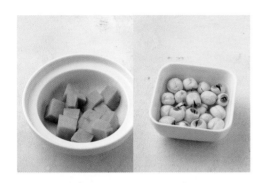

① 将南瓜用水洗净，去皮和内瓤；切成3厘米的方块；莲子去芯，用冷水浸泡3小时。大枣用水洗净，划开后去除枣核。

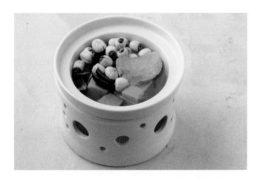

② 将泡好的莲子、南瓜块及大枣加冰糖，放入炖盅内，加入水，大火烧开。

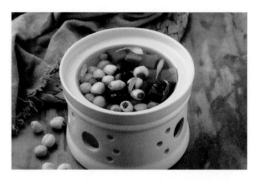

③ 盖好盖，改用小火炖1小时左右，至莲子、南瓜熟烂时即可。

三、【主要营养成分表】

枣莲南瓜汤主要营养成分见表1-2-3。

表1-2-3 枣莲南瓜汤主要营养成分（1人份）

热量 (kcal)	150.9	蛋白质 (g)	3.38
脂肪 (g)	0.42	碳水化合物 (g)	34.33
膳食纤维 (g)	1.73	微量元素 (mg)	铁 1.25、钙 36.7、锌 0.61

TIPS

小贴士：

糖尿病调理时建议加木糖醇或不加冰糖。便秘者不宜多食。

点心——八仙糕

一、【原料】（2 人份）

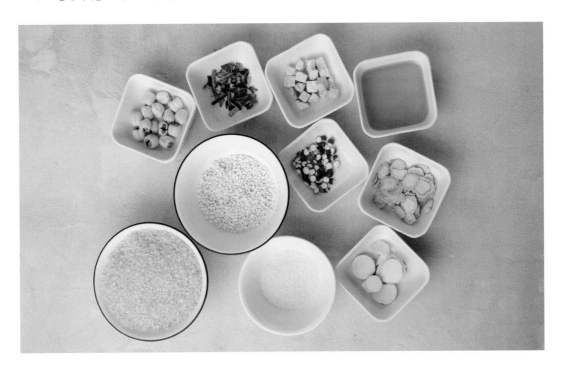

主料	糯米	50g	粳米	100g
辅料	人参	2g	芡实	15g
	干山药	15g	白茯苓	15g
	莲子	15g	炒陈皮	10g
调料	白糖霜	100g	白蜜	30mL

二、【做法】

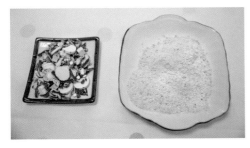

① 将人参、芡实、干山药、白茯苓、莲子、炒陈皮六味药材研为细末。

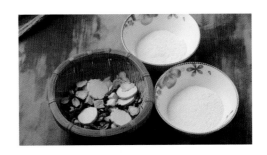

② 糯米、粳米磨粉，比例为1：2。

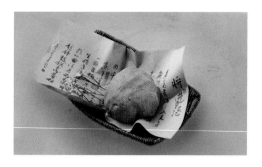

③ 白糖霜加入 60mL 纯净水加热溶化，待温后加入白蜜，放入上述药粉及糯米、粳米粉和匀。

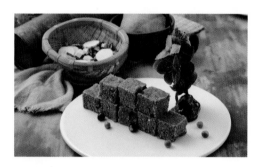

④ 揉成面团，做成糕，醒发 5 分钟，上笼蒸30 分钟。

粥——参芪补气粥

一、【原料】（2 人份）

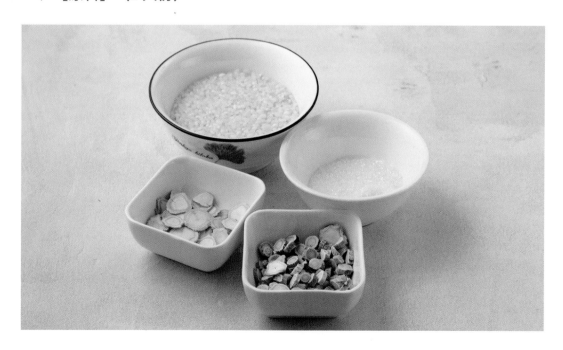

三、【主要营养成分表】

八仙糕主要营养成分见表 1-2-4。

表 1-2-4 八仙糕主要营养成分（1 人份）

热量 (kcal)	578.58	蛋白质 (g)	8.39
脂肪 (g)	1.50	碳水化合物 (g)	134.64
膳食纤维 (g)	9.07	微量元素 (mg)	磷 107.68、镁 50.70、锌 1.64、钙 29.80

TIPS

小贴士：

该点心补脾益气，渗湿止泻，尤其适用于术后康复期患者。

主料	粳米	90g
辅料	人参	10g
	黄芪	50g
调料	白砂糖	30g

二、【做法】

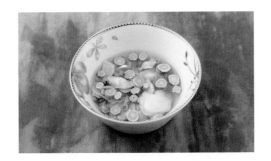

① 将黄芪、人参切片，用冷水浸泡半小时。

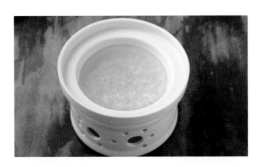

② 黄芪、人参加 500mL 纯净水入砂锅煎沸，煎出浓汁后将汁取出；再在人参、黄芪锅中加入 600mL 纯净水，如上法再煎，并取汁。

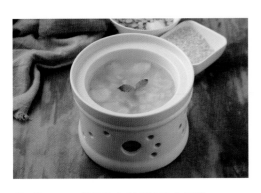

③ 将一、二煎药汁合并后再分为两份。

④ 早晚各用一份，同粳米加水煮粥，粥成后加入白糖。

三、【主要营养成分表】

参芪补气粥主要营养成分见表 1-2-5。

表 1-2-5 参芪补气粥主要营养成分（1 人份）

热量 (kcal)	231.90	蛋白质 (g)	3.87
脂肪 (g)	0.30	碳水化合物 (g)	53.54
膳食纤维 (g)	0.70	微量元素 (mg)	锌 0.79、铜 0.13、铁 0.86、磷 69.65

小贴士：

服粥 1 小时内忌食萝卜和饮茶。

阳虚体质
养生药膳

★ 体质概述

总体特征： 畏寒怕冷，手足不温，夜尿多，爱起夜；性格多沉静、内向，易精神不振，意志消沉；耐春夏不耐秋冬；肌肉松软不实。

易患疾病： 风寒感冒、关节疼痛僵硬、肿胀、腹泻、月经延后、痛经、不孕不育、性欲减退、勃起功能障碍、肥胖、糖脂代谢紊乱等。

食养原则： 宜选用温补阳气的中药材及食材进行调养。

饮食禁忌： 少吃寒凉生冷的食物。

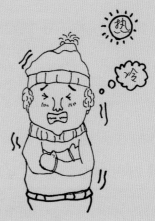

推荐中药材

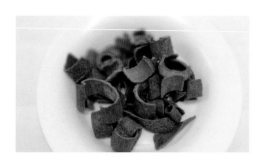

肉桂 ròuguì

本品为樟科植物肉桂的干燥树皮。多于秋季剥取，阴干。

【性味与归经】 辛、甘，大热。归肾、脾、心、肝经。

【功能与主治】 补火助阳，引火归元，散寒止痛，温通经脉。用于阳痿宫冷，腰膝冷痛，肾虚作喘，虚阳上浮，眩晕目赤，心腹冷痛，虚寒吐泻，寒疝腹痛，痛经经闭。

【用量】 1～5g。

【注意】 有出血倾向者及孕妇慎用；不宜与赤石脂同用。

【贮藏】 置阴凉干燥处。

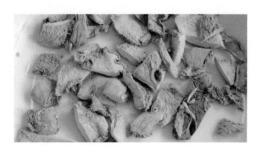

干姜 gānjiāng

本品为姜科植物姜的干燥根茎。冬季采挖，除去须根和泥沙，晒干或低温干燥。趁鲜切片晒干或低温干燥者称"干姜片"。

【性味与归经】 辛，热。归脾、胃、肾、心、肺经。

【功能与主治】 温中散寒，回阳通脉，温肺化饮。用于脘腹冷痛，呕吐泄泻，肢冷脉微，寒饮喘咳。

【用量】 3～10g。

【使用注意】 本品辛热燥烈，阴虚内热、血热妄行者忌用。

【贮藏】 置阴凉干燥处，防蛀。

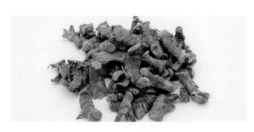

高良姜 gāoliángjiāng

本品为姜科植物高良姜的干燥根茎。夏末秋初采挖，除去须根和残留的鳞片，洗净，切段，晒干。

【性味与归经】 辛，热。归脾、胃经。

【功能与主治】 温胃止呕，散寒止痛。用于脘腹冷痛，胃寒呕吐，嗳气吞酸。

【用量】 3～6g。

【贮藏】 置阴凉干燥处。

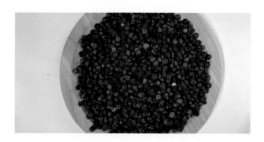

胡椒 hújiāo

本品为胡椒科植物胡椒的干燥近成熟或成熟果

实。秋末至次春果实呈暗绿色时采收，晒干，为黑胡椒；果实变红时采收，用水浸渍数日，擦去果肉，晒干，为白胡椒。

【性味与归经】辛，热。归胃、大肠经。

【功能与主治】温中散寒，下气，消痰。用于胃寒呕吐，腹痛泄泻，食欲不振，癫痫痰多。

【用量】0.6 ～ 1.5g。

【贮藏】密闭，置阴凉干燥处。

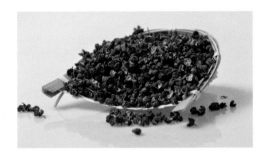

花椒 huājiāo

本品为芸香科植物青椒或花椒的干燥成熟果皮。秋季采收成熟果实，晒干，除去种子和杂质。

【功能与主治】温中止痛，杀虫止痒。用于脘腹冷痛，呕吐泄泻，虫积腹痛；外治湿疹，阴痒。

【用量】3 ～ 6g。

【贮藏】置通风干燥处。

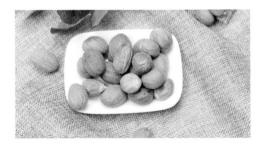

益智 yìzhì

本品为姜科植物益智的干燥成熟果实。夏、秋间果实由绿变红时采收，晒干或低温干燥。

【性味与归经】辛，温。归脾、肾经。

【功能与主治】暖肾固精缩尿，温脾止泻摄唾。用于肾虚遗尿，小便频数，遗精白浊，脾寒泄泻，腹中冷痛，口多唾涎。

【用量】3 ～ 10g。

【贮藏】置阴凉干燥处。

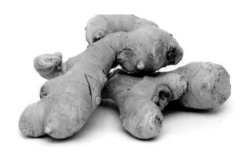

生姜 shēngjiāng

本品为姜科植物姜的新鲜根茎。秋、冬二季采挖，除去须根和泥沙。

【性味与归经】辛，微温。归肺、脾、胃经。

【功能与主治】解表散寒，温中止呕，化痰止咳，解鱼蟹毒。用于风寒感冒，胃寒呕吐，寒痰咳嗽，鱼蟹中毒。

【用量】3 ～ 10g。

【贮藏】置阴凉潮湿处，或埋入湿砂内，防冻。

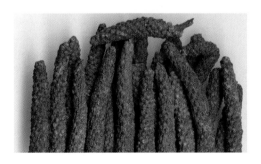

荜茇 bìbá

本品为胡椒科植物荜茇的干燥近成熟或成熟果穗。果穗由绿变黑时采收，除去杂质，晒干。

【性味与归经】辛，热。归胃、大肠经。

【功能与主治】温中散寒，下气止痛。用于脘腹冷痛，呕吐，泄泻，寒凝气滞，胸痹心痛，头痛，牙痛。

【用量】1～3g。

【贮藏】置阴凉干燥处，防蛀。

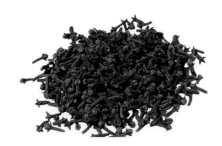

丁香 dīngxiāng

本品为桃金娘科植物丁香的干燥花蕾。当花蕾由绿色转红时采摘，晒干。

【性味与归经】辛，温。归脾、胃、肺、肾经。

【功能与主治】温中降逆，补肾助阳。用于脾胃虚寒，呃逆呕吐，食少吐泻，心腹冷痛，肾虚阳痿。

【用量】1～3g。

【注意】不宜与郁金同用。

【贮藏】置阴凉干燥处。

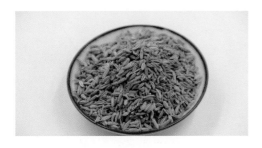

小茴香 xiǎohuíxiāng

本品为伞形科植物茴香的干燥成熟果实。秋季果实初熟时采割植株，晒干，打下果实，除去杂质。

【性味与归经】辛，温。归肝、肾、脾、胃经。

【功能与主治】散寒止痛，理气和胃。用于

寒疝腹痛，睾丸偏坠，痛经，少腹冷痛，脘腹胀痛，食少吐泻。盐小茴香暖肾散寒止痛，可用于寒疝腹痛，睾丸偏坠，经寒腹痛。

【用量】3～6g。

【贮藏】置阴凉干燥处。

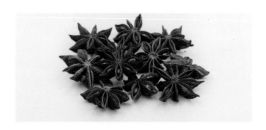

八角茴香 bājiǎohuíxiāng

本品为木兰科植物八角茴香的干燥成熟果实。秋、冬二季果实由绿变黄时采摘，置沸水中略烫后干燥或直接干燥。

【性味与归经】辛，温。归肝、肾、脾、胃经。

【功能与主治】温阳散寒，理气止痛。用于寒疝腹痛，肾虚腰痛，胃寒呕吐，脘腹冷痛。

【用量】3～6g。

【贮藏】置阴凉干燥处。

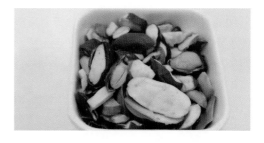

刀豆 dāodòu

本品为豆科植物刀豆的干燥成熟种子。秋季采收成熟果实，剥取种子，晒干。

【性味与归经】甘，温。归胃、肾经。

【功能与主治】温中，下气，止呃。用于虚寒呃逆，呕吐。

【用量】6～9g。

【贮藏】置通风干燥处，防蛀。

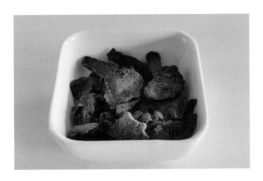

肉苁蓉 ròucōngróng

本品为列当科植物肉苁蓉或管花肉苁蓉的干燥带鳞叶的肉质茎。春季苗刚出土时或秋季冻土之前采挖，除去茎尖。切段，晒干。

【性味与归经】甘、咸，温。归肾、大肠经。

【功能与主治】补肾阳，益精血，润肠通便。用于肾阳不足，精血亏虚，阳痿不孕，腰膝酸软，筋骨无力，肠燥便秘。

【用量】6～10g。

【贮藏】置通风干燥处，防蛀。

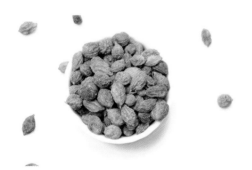

肉豆蔻 ròudòukòu

本品为肉豆蔻科植物肉豆蔻的干燥种仁。

【性味与归经】辛，温。归脾、胃、大肠经。

【功能与主治】温中行气，涩肠止泻。用于脾胃虚寒，久泻不止，脘腹胀痛，食少呕吐。

【用量】3～10g。

【贮藏】置阴凉干燥处，防蛀。

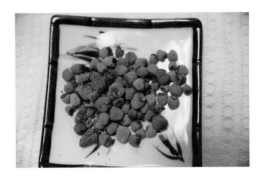

覆盆子 fùpénzǐ

本品为蔷薇科植物华东覆盆子的干燥果实。夏初果实由绿变绿黄时采收，除去梗、叶，置沸水中略烫或略蒸，取出，干燥。

【性味与归经】甘、酸，温。归肝、肾、膀胱经。

【功能与主治】益肾固精缩尿，养肝明目。用于遗精滑精，遗尿尿频，阳痿早泄，目暗昏花。

【用量】6～12g。

【贮藏】置干燥处。

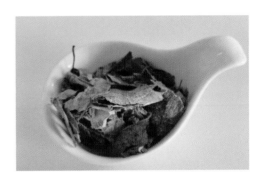

杜仲叶 dùzhòngyè

本品为杜仲科植物杜仲的干燥叶。夏、秋二季枝叶茂盛时采收，晒干或低温烘干。

【性味与归经】微辛，温。归肝、肾经。

【功能与主治】补肝肾，强筋骨。用于肝肾不足，头晕目眩，腰膝酸痛，筋骨痿软。

【用量】10～15g。

【贮藏】置干燥处。

推荐食材

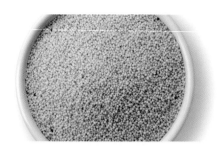

黍米 shǔmǐ

黍米为禾本科一年生草本植物黍的种子。我国华北、西北多有栽培。秋季果实成熟时收割，收取种仁，去皮，去除皮壳，晒干备用。黍米中含有丰富的蛋白质，同时还含有粗纤维、灰分及人体需要的多种维生素。黍米可熬粥或制成糕点，还可酿造黄酒。中医认为黍米具有"益气补中"的功效。每百克黍米主要营养成分见表 2-1-1。

表 2-1-1 黍米主要营养成分（100g）

蛋白质 (g)	13.6	脂肪 (g)	2.7
能量 (kcal)	368	膳食纤维 (g)	3.5
钙 (mg)	30	铁 (mg)	5.7

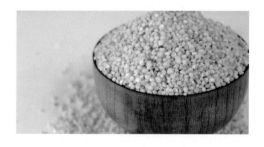

高粱米 gāoliangmǐ

高粱米为禾本科植物蜀黍的种仁。全国各地均

有栽培。种子成熟后采收，晒干储存。高粱米含碳水化合物、蛋白质、脂肪、钙、磷、铁、维生素 B_1、维生素 B_2 等，营养价值高。高粱米可加工成面点、糕点或制糖、酿酒。中医认为高粱米具有"温中燥湿、涩肠止泻"的功效。每百克高粱米主要营养成分见表 2-1-2。

表 2-1-2 高粱米主要营养成分（100g）

蛋白质 (g)	10.4	脂肪 (g)	3.1
热量 （kcal）	373	膳食纤维 (g)	4.3
钙 (mg)	22	铁 (mg)	6.3

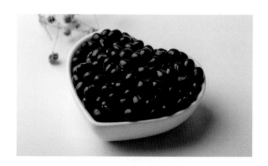

黑豆 hēidòu

黑豆又称乌豆、冬豆子，为豆科植物大豆的黑色种子。全国大部分地区有栽培。秋季果实成熟时采收，晒干。黑豆食用方法多种多样，可制作豆浆，或同谷物配合煮粥，还可加工成豆卷、豆豉等。中医认为黑豆有"滋阴补肾、补血明目、除湿利水"的功效。每百克黑豆主要营养成分表 2-1-3。

表 2-1-3 黑豆主要营养成分（100g）

蛋白质 (g)	36	脂肪 (g)	15.9
热量 （kcal）	424	膳食纤维 (g)	10.2
钙 (mg)	224	铁 (mg)	7

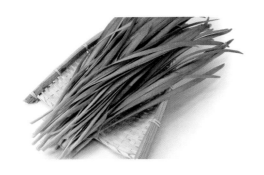

韭菜 jiǔcài

韭菜属百合科多年生草本植物。中国各地均有栽培。四季可采，鲜用。韭菜主要营养成分有维生素 C、维生素 B$_1$、维生素 B$_2$、烟酸、胡萝卜素、碳水化合物及矿物质，此外还含有丰富的纤维素。韭菜作主料可单炒，也可水烫后凉拌；作配料可与很多原料组配，适合炒、爆、熘、煮或做汤等，亦可用于做馅。中医认为韭菜具有"温补肾阳、益肝健胃、行气理血、润肠通便"的功效。每百克韭菜主要营养成分见表 2-1-4。

表 2-1-4 韭菜主要营养成分（100g）

蛋白质 (g)	2.4	脂肪 (g)	0.4
热量（kcal）	32	膳食纤维 (g)	1.4
钙 (mg)	42	铁 (mg)	1.6

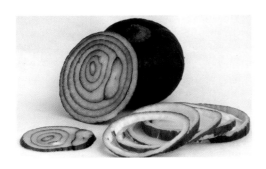

洋葱 yángcōng

洋葱是葱科葱属植物洋葱的鳞茎。中国广泛栽培。于鳞茎外层鳞片变干时采收。洋葱中的营养成分十分丰富，不仅富含钾、维生素 C、叶酸、锌、硒及纤维质等营养素，更有两种特殊的营养物质：槲皮素和前列腺素 A。洋葱可生食、凉拌色拉，烹炒、做汤食用，或作调味用。中医认为洋葱具有"和胃理气、解毒杀虫"的功效。每百克洋葱主要营养成分见表 2-1-5。

表 2-1-5 洋葱主要营养成分（100g）

蛋白质 (g)	1.1	脂肪 (g)	0.2
热量（kcal）	43	膳食纤维 (g)	0.9
钙 (mg)	24	铁 (mg)	0.6

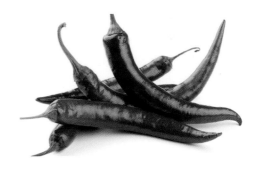

辣椒 làjiāo

辣椒是茄科辣椒属植物辣椒的果实。中国南北各地普遍栽培，7~10 月果实成熟时采收，鲜用或晒干用。辣椒维生素 C 含量高，居蔬菜之首。维生素 B、胡萝卜素以及钙、铁等矿物质含量亦较丰富。辣椒可生食、炒菜、做酱、用作火锅底料。中医认为辣椒具有"温中散寒、健胃消食"的功效。每百克辣椒主要营养成分见表 2-1-6。

表 2-1-6 辣椒主要营养成分（100g）

蛋白质 (g)	1.3	脂肪 (g)	0.4
热量（kcal）	45	膳食纤维 (g)	3.2
钙 (mg)	37	铁 (mg)	1.4

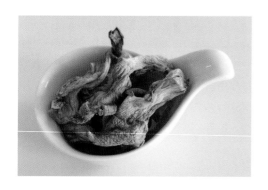

元蘑 yuánmó

元蘑是木材腐朽菌。秋季生于桦树等阔叶树腐木上，呈覆瓦状丛生。分布在我国河北、黑龙江、吉林、山西、广西、陕西、四川、云南、西藏等地区。元蘑是蘑菇中仅次于猴头蘑的上品蘑，营养成分是一般蔬菜的十几倍。食用方法：可炒、可爆、可烧、可扒、可炖汤，其味道鲜美，口感滑嫩。可与瘦肉、腌菜、笋、火腿肉、肚片合炒，也可放入肉类中煲汤。中医认为元蘑具有"温补五脏"的功效。每百克元蘑主要营养成分见表 2-1-7。

表 2-1-7 元蘑主要营养成分（100g）

蛋白质 (g)	12.3	脂肪 (g)	1.5
热量（kcal）	146	膳食纤维 (g)	49.6
钙 (mg)	6	铁 (mg)	7.8

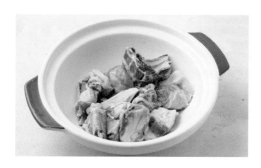

羊肉 yángròu

羊肉为牛科动物山羊和绵羊的肉。宰杀后，剥皮取肉，鲜用或冷藏备用。羊肉营养成分丰富，含有蛋白质、脂肪、糖类、无机盐、核黄素、尼克酸、维生素 A、维生素 B、维生素 C、烟酸等成分。羊肉各部位肉质不同，应根据烹调方法选择，如红烧、煨汤、爆炒、炖、烤等。中医认为羊肉有"温中暖肾、益气补虚"的功效。每百克羊肉主要营养成分见表 2-1-8。

表 2-1-8 羊肉主要营养成分（100g）

蛋白质 (g)	19	脂肪 (g)	14.1
热量 (kcal)	202	膳食纤维（g）	0
钙 (mg)	6	铁 (mg)	2.3

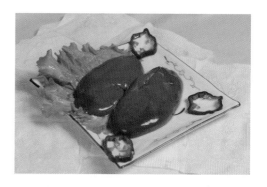

猪肾 zhūshèn

猪肾为猪科动物猪的肾脏。猪宰杀后，剖腹，取出肾脏，洗净鲜用或冷藏。猪肾含锌、铁、铜、磷、维生素 B 族、维生素 C、蛋白质、脂肪等营养成分，是含锌量较高的食品。可烧、卤、煮、炖、炒后食用。中医认为猪肾有"补肾疗虚、生津止渴"的功效。每百克猪肾主要营养成分见表 2-1-9。

表 2-1-9 猪肾主要营养成分（100g）

蛋白质 (g)	15.4	脂肪 (g)	3.2
热量（kcal）	97	硒 (μg)	111.8
钙 (mg)	12	铁 (mg)	6.1

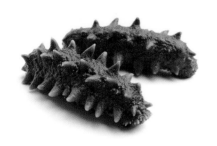

海参 hǎishēn

海参是刺身科刺身属动物刺身、绿刺身、花刺身（去内脏）的全体。广泛分布于世界各海洋中，我国南海沿岸种类较多，以辽产刺身为佳。海参属高蛋白质、低脂肪食品，富含多种人体必需的氨基酸、维生素、必需脂肪酸等成分。海参多为干制品，可凉拌、煮、炖、烧、烩后食用。中医认为海参具有"补肾益精、壮阳、润燥、养血止血、利尿"的功效。每百克海参主要营养成分见表 2-1-10。

表 2-1-10 海参主要营养成分（100g）

蛋白质 (g)	16.5	脂肪 (g)	0.2
热量（kcal）	78	硒 (μg)	63.9
钙 (mg)	285	铁 (mg)	13.2

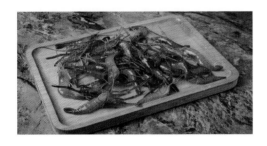

河虾 héxiā

河虾又称青虾，为长臂虾科动物青虾等多种淡水虾的全体或肉。广泛分布于我国江河、湖泊、水库和池塘。河虾是一种高蛋白低脂肪的水产食品，含丰富的镁、磷、钙，对小儿、孕妇尤

有补益功效。烹制河虾常用油爆、炸、炒等，并可去壳加工成虾仁等。中医认为河虾具有"补肾壮阳、催乳、解毒"的功效。每百克河虾主要营养成分见表 2-1-11。

表 2-1-11 河虾主要营养成分（100g）

蛋白质 (g)	16.4	脂肪 (g)	2.4
热量 (kcal)	88	锌 (mg)	2.24
钙 (mg)	325	铁 (mg)	4

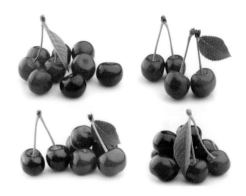

樱桃 yīngtáo

樱桃为蔷薇科樱属植物樱桃的果实。樱桃含铁丰富，食用樱桃除能美肤养颜外，还可促进血红蛋白再生及防癌。樱桃可鲜食、制酱，还可用于甜品、甜菜的配料。中医认为樱桃有"健脾益肾、祛风除湿、通络止痛"的功效。每百克樱桃主要营养成分见表 2-1-12。

表 2-1-12 樱桃主要营养成分（100g）

蛋白质 (g)	1.1	脂肪 (g)	0.2
热量（kcal）	48	膳食纤维 (g)	0.3
钙 (mg)	11	铁 (mg)	0.4

推荐食谱

阳虚体质套餐				
荤	素	汤品	点心	粥
韭菜虾仁	刀豆烧土豆	当归生姜羊肉汤	扶阳饼	芝麻核桃粥

荤菜——韭菜虾仁

一、【原料】（2人份）

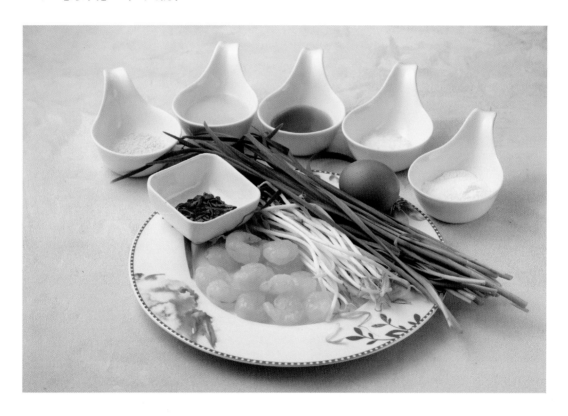

主料	虾仁	250g	绿豆芽	50g
	韭菜		150g	
辅料	肉桂	3g	鸡蛋	70g(1个)
调料	玉米油	8mL	黄酒	5mL
	盐	2g	淀粉	3g
	鸡精		2g	

二、【做法】

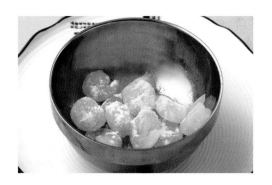

① 虾仁洗净，沥干水分，用厨房纸吸水，加入鸡蛋清、黄酒、淀粉、盐（1g）拌匀。

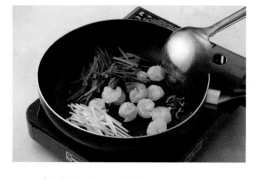

③ 热锅冷油，虾仁滑锅备用。

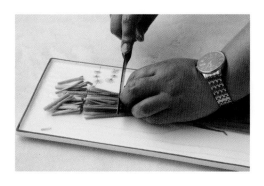

② 韭菜择洗干净，沥干水分，切成 2 厘米长的段。

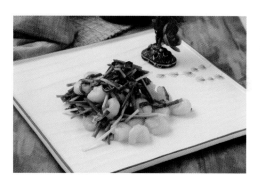

④ 锅内留少许油，置旺火上，放入韭菜、绿豆芽，急火炒 4～5 分钟，加肉桂、盐、黄酒调味，倒入虾仁，炒匀盛入盘中即成。

三、【主要营养成分表】

韭菜虾仁主要营养成分见表 2-2-1。

表 2-2-1 韭菜虾仁主要营养成分（1 人份）

热量 (kcal)	182.85	蛋白质 (g)	20.29
脂肪 (g)	8.32	碳水化合物 (g)	7.26
膳食纤维 (g)	1.85	微量元素 (mg)	钙 84.38、钾 382.38、钠 981.99、磷 281.27

TIPS

小贴士：

虾仁置冰箱冷藏 3 小时口感更佳，翻炒虾仁时间不宜太长。

素菜——刀豆烧土豆

一、【原料】（2人份）

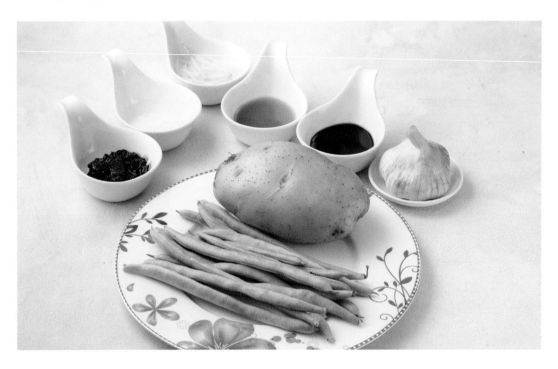

主料	鲜刀豆	500g	土豆	400g
调料	生姜	2g（约2片）	玉米油	5mL
	海鲜酱	5g	老抽	5mL
	大蒜	20g（约4瓣）		

二、【做法】

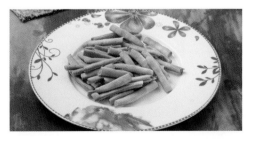

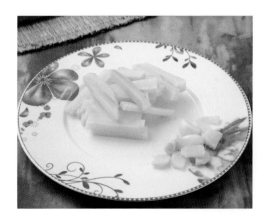

① 刀豆冲洗干净后，把两边的豆筋摘除，否则影响口感，摘成寸把段。土豆去皮切条状，放水中浸约10分钟，除去淀粉。姜蒜切片。

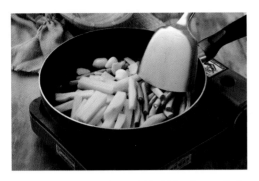

② 热锅，放入适量的玉米油，油温升至7成时，土豆下锅炸至金黄捞出，后下刀豆炸至表皮微黄捞出，锅里留少许油，加入姜蒜片煸香，然后加入刀豆、土豆，放一小碗水（100mL），加盖焖煮5分钟。

小贴士：

切好的土豆条用清水浸泡约10分钟，用水冲去淀粉。腹胀者不宜食用。

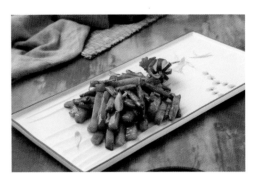

③ 放入老抽、生抽、糖、盐大火收汁，至汤稠，放入味精翻炒均匀，即可装盘。

三、【主要营养成分表】

刀豆烧土豆主要营养成分见表2-2-2。

表2-2-2 刀豆烧土豆主要营养成分（1人份）

热量（kcal）	305.16	蛋白质（g）	12.49
脂肪（g）	4.69	碳水化合物(g)	56.08
膳食纤维（g）	6.04	微量元素(mg)	磷242.08、锌2.98、铜0.51、铁13.53

汤品——当归生姜羊肉汤

一、【原料】（2人份）

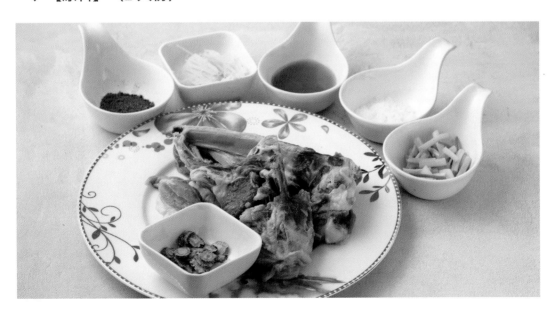

主料	羊肉	300g		
辅料	当归	30g	大枣	10g（约3个）
调料	料酒	10mL	小葱	5g
	盐	2g	白胡椒粉	3g

二、 【做法】

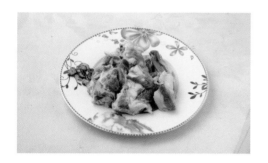

① 羊肉洗净、切块、焯水。

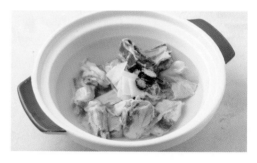

③ 将生姜、羊肉、当归同放砂煲内，加水
1000mL，武火煮沸后撇去浮沫，改用文火煲
1.5小时。

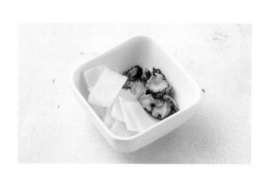

② 当归、生姜分别用清水洗净，生姜切片。

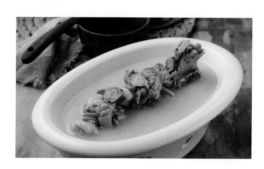

④ 加入盐、葱、白胡椒粉调味，即可装盘。

三、 【主要营养成分表】

当归羊肉汤主要营养成分见表2-2-3。

表2-2-3 当归羊肉汤主要营养成分（1人份）

热量 (kcal)	172.77	蛋白质 (g)	29.50
脂肪 (g)	5.19	碳水化合物 (g)	2.01
膳食纤维 (g)	0.14	微量元素 (mg)	钙 12.43、铁 4.30

TIPS

小贴士：

① 选用当归头养血效果更好；
② 煲汤时留意看汤面有没有浮沫，多撇几遍浮沫，汤的鲜味更加纯正；
③ 用砂锅炖汤风味更佳。

点心——扶阳饼

一、【原料】（2 人份）

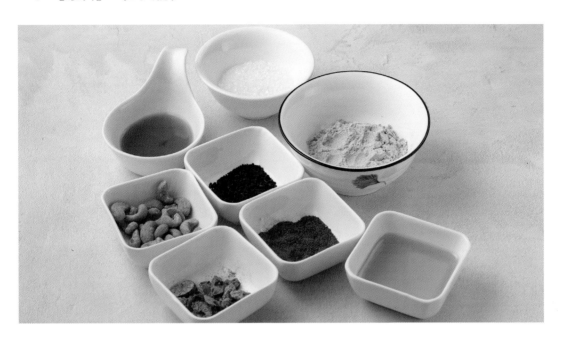

主料	高粱粉	300g	粳米	100g
辅料	肉豆蔻	3g	肉桂粉	3g
	黑芝麻	10g	去皮花生	20g
	核桃仁		20g	
调料	玉米油	5mL	白糖	30g

二、【做法】

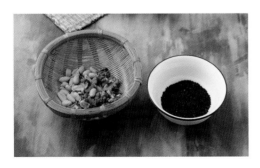

① 将花生装入碗中放入微波炉中，中高火加热 5 分钟，凉后花生去皮。将芝麻装入碗中放入微波炉中，中高火加热 3 分钟。将花生，芝麻和核桃仁放入料理机中打碎装盘。

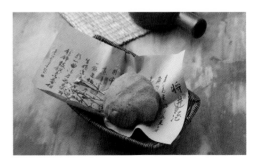

② 把高粱粉和玉米油、白糖、炒熟的肉豆蔻、肉桂粉、芝麻、花生、核桃仁等加水混合；揉成面团，做成饼状。

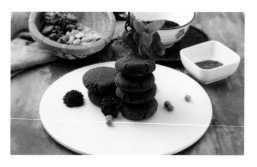

③ 上蒸锅蒸 30 分钟，即可装盘。

小贴士：

蒸的时候要用油纸或保鲜膜隔开，或盖上盖子以避免蒸汽滴到饼上，以免影响口感。

扶阳饼主要营养成分见表 2-2-4。

表 2-2-4 扶阳饼主要营养成分（1 人份）

热量（kcal）	781.69	蛋白质（g）	20.84
脂肪（g）	20.32	碳水化合物（g）	133.09
膳食纤维（g）	9.46	微量元素（mg）	磷 582.41、锌 3.28、铜 1.13、铁 11.16

粥——芝麻核桃粥

一、【原料】（2 人份）

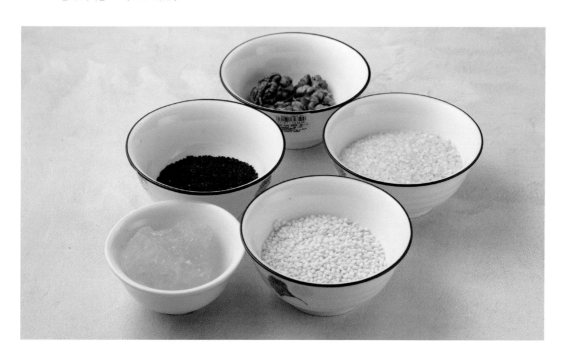

主料	粳米	30g	粳米	20g
辅料	黑芝麻	30g	核桃仁	30g
调料	冰糖		30g	

二、【做法】

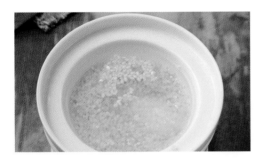

① 粳米和糯米用清水清洗后浸泡 30 分钟。

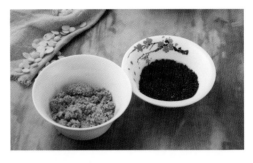

③ 核桃芝麻炒香。

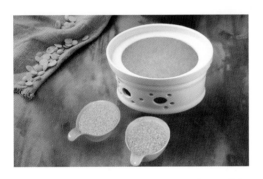

② 锅中水烧开后放入粳米和糯米；大火煮开后加盖小火炖煮。

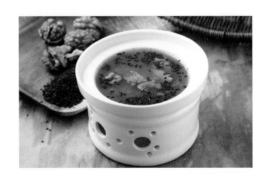

④ 米粥煮至黏稠加入冰糖，煮至冰糖融化；再放入黑芝麻和核桃仁；搅拌均匀煮上 2 分钟关火，即可装盘。

三、【主要营养成分表】

芝麻核桃粥主要营养成分见表 2-2-5。

表 2-2-5 芝麻核桃粥主要营养成分（1 人份）

热量 (kcal)	278.55	蛋白质 (g)	6.78
脂肪 (g)	11.56	碳水化合物 (g)	38.30
膳食纤维 (g)	2.87	微量元素 (mg)	锌 1.23、铜 0.34、铁 3.83、磷 94.20

小贴士：

核桃仁皮营养丰富，可保留食用。煮粥时间不宜长，煮开即可关火，口感更好。

阴虚体质养生药膳

★ 体质概述

总体特征： 手足心发热，平日容易出汗，口干咽燥，容易上火；性情外向好动，活泼，脾气躁；耐冬不耐夏；体形偏瘦。

易患疾病： 风热感冒、虚劳、遗精、失眠、咽炎等病。

食养原则： 宜选用甘寒濡润养阴的中药材和食材进行调养。

饮食禁忌： 忌食辛辣、大热类食物，少食火锅。

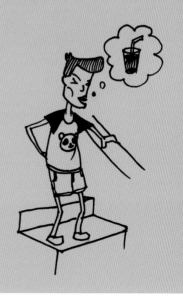

推荐中药材

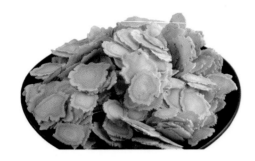

西洋参 xīyángshēn

本品为五加科植物西洋参的干燥根。均系栽培品，秋季采挖，洗净，晒干或低温干燥。

【性味与归经】甘、微苦，凉。归心、肺、肾经。

【功能与主治】补气养阴，清热生津。用于气虚阴亏，虚热烦倦，咳喘痰血，内热消渴，口燥咽干。

【用量】3～6g。

【注意】不宜与藜芦同用。

【贮藏】置阴凉干燥处，密闭，防蛀。

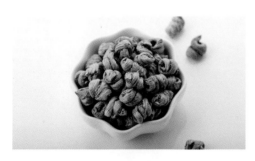

铁皮石斛 tiěpíshíhú

本品为兰科植物铁皮石斛的干燥茎。11月至翌年3月采收，除去杂质，剪去部分须根，边加热边扭成螺旋形或弹簧状，烘干；或切成段，干燥或低温烘干，前者习称"铁皮枫斗"（耳环石斛），后者习称"铁皮石斛"。

【性味与归经】甘，微寒。归胃、肾经。

【功能与主治】益胃生津，滋阴清热。用于热病津伤，口干烦渴，胃阴不足，食少干呕，病后虚热不退，阴虚火旺，骨蒸劳热，目暗不明，筋骨痿软。

【用量】6～12g。

【贮藏】置通风干燥处，防潮。

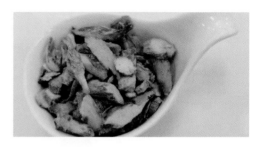

玉竹 yùzhú

本品为百合科植物玉竹的干燥根茎。秋季采挖，除去须根，洗净，晒至柔软后，反复揉搓、晾晒至无硬心，晒干；或蒸透后，揉至半透明，晒干。

【性味与归经】甘，微寒。归肺、胃经。

【功能与主治】养阴润燥，生津止渴。用于肺胃阴伤，燥热咳嗽，咽干口渴，内热消渴。

【用量】6～12g。

【贮藏】置通风干燥处，防霉，防蛀。

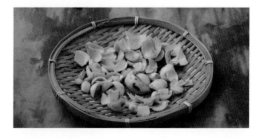

百合 bǎihé

本品为百合科植物卷丹、百合或细叶百合的

干燥肉质鳞叶。秋季采挖，洗净，剥取鳞叶，置沸水中略烫，干燥。

【性味与归经】甘，寒。归心、肺经。

【功能与主治】养阴润肺，清心安神。用于阴虚燥咳，劳嗽咳血，虚烦惊悸，失眠多梦，精神恍惚。

【用量】6～12g。

【贮藏】置通风干燥处。

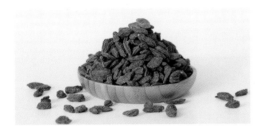

枸杞子 gǒuqǐzǐ

本品为茄科植物宁夏枸杞的干燥成熟果实。夏、秋二季果实呈红色时采收，热风烘干，除去果梗；或晾至皮皱后，晒干，除去果梗。

【性味与归经】甘，平。归肝、肾经。

【功能与主治】滋补肝肾，益精明目。用于虚劳精亏，腰膝酸痛，眩晕耳鸣，阳萎遗精，内热消渴，血虚萎黄，目昏不明。

【用量】6～12g。

【贮藏】置阴凉干燥处，防闷热，防潮，防蛀。

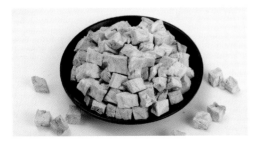

葛根 gégēn

本品为豆科植物野葛的干燥根。习称野葛。秋、冬二季采挖，趁鲜切成厚片或小块，干燥。

【性味与归经】甘、辛，凉。归脾、胃、肺经。

【功能与主治】解肌退热，生津止渴，透疹，升阳止泻，通经活络，解酒毒。用于外感发热头痛，项背强痛，口渴，消渴，麻疹不透，热痢，泄泻，眩晕头痛，中风偏瘫，胸痹心痛，酒毒伤中。

【用量】10～15g。

【贮藏】置通风干燥处，防蛀。

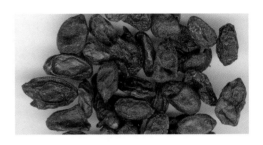

山茱萸 shānzhūyú

本品为山茱萸科植物山茱萸的干燥成熟果肉。秋末冬初果皮变红时采收果实，用文火烘或置沸水中略烫后，及时除去果核，干燥。

【性味与归经】酸、涩，微温。归肝、肾经。

【功能与主治】补益肝肾，收涩固脱。用于眩晕耳鸣，腰膝酸痛，阳痿遗精，遗尿尿频，崩漏带下，大汗虚脱，内热消渴。

【用量】6～12g。

【贮藏】置干燥处，防蛀。

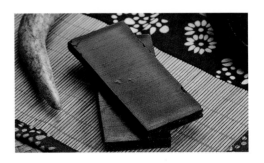

阿胶 ējiāo

本品为马科动物驴的干燥皮或鲜皮经煎煮、浓缩制成的固体胶。

【性味与归经】甘，平。归肺、肝、肾经。

【功能与主治】补血滋阴，润燥，止血。用于血虚萎黄，眩晕心悸，肌痿无力，心烦不眠，虚风内动，肺燥咳嗽，劳嗽咯血，吐血尿血，便血崩漏，妊娠胎漏。

【用量】3～9g。烊化兑服。

【贮藏】密闭。

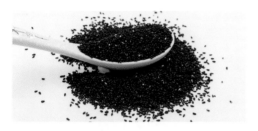

黑芝麻 hēizhīma

本品为脂麻科植物脂麻的干燥成熟种子。秋季果实成熟时采割植株，晒干，打下种子，除去杂质，再晒干。

【性味与归经】甘，平。归肝、肾、大肠经。

【功能与主治】补肝肾，益精血，润肠燥。用于精血亏虚，头晕眼花，耳鸣耳聋，须发早白，病后脱发，肠燥便秘。

【用量】9～15g。

【贮藏】置通风干燥处，防蛀。

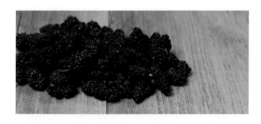

桑椹 sāngshèn

本品为桑科植物桑的干燥果穗。4～6月果实变红时采收，晒干，或略蒸后晒干。

【性味与归经】甘，酸，寒。归心、肝、肾经。

【功能与主治】滋阴补血，生津润燥。用于

肝肾阴虚，眩晕耳鸣，心悸失眠，须发早白，津伤口渴，内热消渴，肠燥便秘。

【用量】9～15g。

【贮藏】置通风干燥处，防蛀。

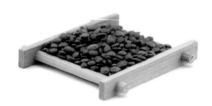

酸枣仁 suānzǎorén

本品为鼠李科植物酸枣的干燥成熟种子。秋末冬初采收成熟果实，除去果肉和核壳，收集种子，晒干。

【性味与归经】甘、酸，平。归肝、胆、心经。

【功能与主治】养心补肝，宁心安神，敛汗，生津。用于虚烦不眠，惊悸多梦，体虚多汗，津伤口渴。

【用量】10～15g。

【贮藏】置阴凉干燥处，防蛀。

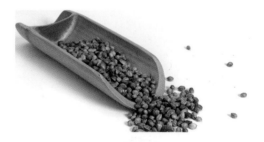

火麻仁 huǒmárén

本品为桑科植物大麻的干燥成熟果实。秋季果实成熟时采收，除去杂质，晒干。

【性味与归经】甘，平。归脾、胃、大肠经。

【功能与主治】润肠通便。用于血虚津亏，肠燥便秘。

【用量】10～15g。

【贮藏】置阴凉干燥处，防热，防蛀。

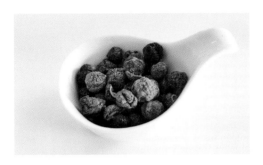

余甘子 yúgānzǐ

本品系藏族习用药材。为大戟科植物余甘子的干燥成熟果实。冬季至次春果实成熟时采收，除去杂质，干燥。

【性味与归经】甘、酸、涩，凉。归肺、胃经。

【功能与主治】清热凉血，消食健胃，生津止咳。用于血热血瘀，消化不良，腹胀，咳嗽，喉痛，口干。

【用量】3～9g。

【贮藏】置阴凉干燥处。

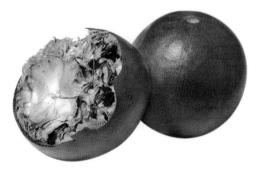

罗汉果 luóhànguǒ

本品为葫芦科植物罗汉果的干燥果实。秋季果实由嫩绿色变深绿色时采收，晾数天后，低温干燥。

【性味与归经】甘，凉。归肺、大肠经。

【功能与主治】清热润肺，利咽开音，滑肠通便。用于肺热燥咳，咽痛失音，肠燥便秘。

【用量】9～15g。

【贮藏】置干燥处，防霉，防蛀。

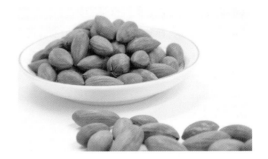

榧子 fěizi

本品为红豆杉科植物榧的干燥成熟种子。秋季种子成熟时采收，除去肉质假种皮，洗净，晒干。

【性味与归经】甘，平。归肺、胃、大肠经。

【功能与主治】杀虫消积，润肺止咳，润燥通便。用于钩虫病，蛔虫病，绦虫病，虫积腹痛，小儿疳积，肺燥咳嗽，大便秘结。

【用量】9～15g。

【贮藏】置阴凉干燥处，防蛀。

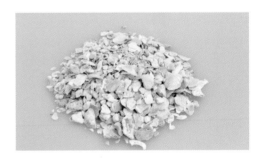

牡蛎 mǔlì

本品为牡蛎科动物长牡蛎、大连湾牡蛎或近江牡蛎的贝壳。全年均可捕捞，去肉，洗净，晒干。

【性味与归经】咸，微寒。归肝、胆、肾经。

【功能与主治】重镇安神，潜阳补阴，软坚散结。用于惊悸失眠，眩晕耳鸣，瘰疬痰核，癥瘕痞块。煅牡蛎收敛固涩，制酸止痛。用于自汗盗汗，遗精滑精，崩漏带下，胃痛吞酸。

【用量】9～30g。

【贮藏】置干燥处。

推荐食材

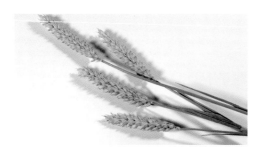

小麦 xiǎomài

小麦为禾本科植物小麦的种子。全国各地均有栽培。夏季成熟时收割，脱粒后晒干贮藏或磨成面粉。小麦营养价值高，含丰富的优质蛋白，是人们的主食，故是机体能量的主要来源。小麦可煮粥，也可磨成细粉制作各种面食。中医认为小麦具有"养心，益肾，除热，止渴"的功效。每百克小麦主要营养成分见表 3-1-1。

表 3-1-1 小麦主要营养成分（100g）

蛋白质 (g)	11.2	脂肪 (g)	1.5
热量（kcal）	358	膳食纤维 (g)	10.8
钙 (mg)	31	铁 (mg)	3.5

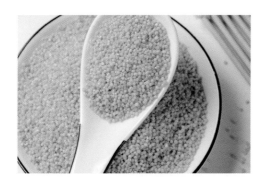

粟米 sùmǐ

粟米为禾本科植物粟的种子。产于我国北方地区。秋季采收成熟果实，晒干去皮壳用。粟米中含有脂肪、蛋白质、淀粉、还原糖等。粟米除作为粮食煮粥蒸饭外，还可酿酒、制作饴糖以及糕点等。中医认为粟米具有"益脾胃、养肾气、除烦热、利小便"的功效。每百克粟米主要营养成分见表 3-1-2。

表 3-1-2 粟米主要营养成分（100g）

蛋白质 (g)	9	脂肪 (g)	3
热量（kcal）	553	膳食纤维 (g)	1.6
钙 (mg)	41	铁 (mg)	5.1

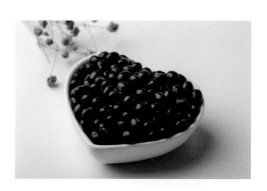

黑豆 hēidòu

黑豆又称乌豆、冬豆子，为豆科植物大豆的黑色种子。全国大部分地区有栽培。秋季果实成熟时采收，晒干。黑豆食用方法多种多样，可制作豆浆，或同谷物配合煮粥，还可加工成豆卷、豆豉等。中医认为黑豆有"滋阴补肾、补血明目、除湿利水"的功效。每百克黑豆主要营养成分见表 3-1-3。

表 3-1-3 黑豆主要营养成分（100g）

蛋白质 (g)	36	脂肪 (g)	15.9
热量（kcal）	424	膳食纤维 (g)	10.2
钙 (mg)	224	铁 (mg)	7

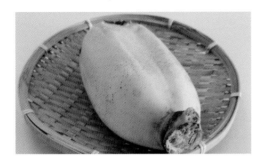

藕 ǒu

藕为睡莲科植物的肥大根茎。我国大部分省份均有种植。秋冬及春初采挖。藕含多种维生素、矿物质，营养价值高。藕可生食、煨汤、煮食。中医认为藕具有"滋阴生津、健脾开胃、凉血散瘀"的功效。每百克藕主要营养成分见表 3-1-4。

表 3-1-4 藕主要营养成分（100g）

蛋白质 (g)	1.9	脂肪 (g)	0.2
热量（kcal）	76	膳食纤维 (g)	1.2
钙 (mg)	39	铁 (mg)	1.4

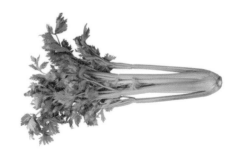

芹菜 qíncài

为伞形科芹属植物芹菜的嫩茎叶。我国南北均

有栽培。芹菜富含蛋白质、碳水化合物、胡萝卜素、B 族维生素、钙、磷、铁、钠等。夏秋季采用，洗净鲜用或备用。芹菜可榨汁、凉拌、炒食、煮粥、腌制成泡菜等。中医认为芹菜具有"清热利水、凉血止血、益气填精"的功效。每百克芹菜主要营养成分见表 3-1-5。

表 3-1-5 芹菜主要营养成分（100g）

蛋白质 (g)	0.8	脂肪 (g)	0.1
热量（kcal）	20	膳食纤维 (g)	1.4
钙 (mg)	48	铁 (mg)	0.8

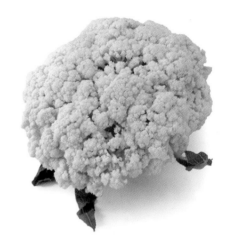

花椰菜 huāyēcài

又称花菜、菜花或椰菜花，为十字花科芸薹属植物花椰菜的花球。我国南北均有栽培。洗净鲜用。花椰菜的食用价值和保健功能都非常高，富含膳食纤维、蛋白质、维生素、脂肪、碳水化合物及矿物质等。花椰菜可做色拉、炒菜、凉拌或做汤。中医认为花椰菜具有"健脾养胃、生津止渴"的功效。每百克花椰菜主要营养成分见表 3-1-6。

表 3-1-6 花椰菜主要营养成分（100g）

蛋白质 (g)	2.1	脂肪 (g)	0.2
热量（kcal）	29	膳食纤维 (g)	1.2
钙 (mg)	23	铁 (mg)	1.1

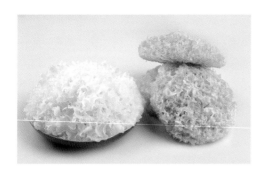

银耳 yíněr

银耳又称白木耳、雪耳、银耳子等。属于真菌类银耳科银耳属，是担子菌门真菌银耳的子实体，有"菌中之冠"的美称。清水漂洗3次后，及时晒干或烘干。银耳富含天然植物性胶质，是可长期服用的良好润肤食品。银耳可炖焖制成甜羹，也可以凉拌或配炒荤菜佳肴。中医认为银耳具有"滋阴养胃、益气生津、益气和血"的功效。每百克银耳主要营养成分见表3-1-7。

表 3-1-7 银耳主要营养成分（100g）

蛋白质 (g)	10	脂肪 (g)	1.4
热量（kcal）	326	膳食纤维 (g)	30.4
钙 (mg)	36	铁 (mg)	4.1

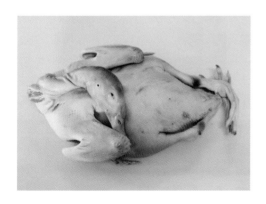

鸭肉 yāròu

鸭肉为鸭科动物家鸭的肉。家鸭又称鹜、家凫、舒凫。我国各地均有饲养。杀鸭，去毛、脚的外皮及肠杂，洗净鲜用。鸭肉的营养价值很高，蛋白质含量比畜肉高得多，所含B族维生素和维生素E较其他肉类多。鸭肉的烹制方式多样，嫩鸭适合红烧煎炸，而老鸭则适合炖煮。中医认为鸭肉有"滋养肺胃、健脾利水"的功效。每百克鸭肉主要营养成分见表3-1-8。

表 3-1-8 鸭肉主要营养成分（100g）

蛋白质 (g)	15.5	脂肪 (g)	19.7
热量 (kcal)	238	锌 (g)	1.33
钙 (mg)	6	铁 (mg)	2.2

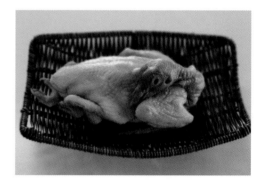

鸽肉 gēròu

鸽肉为鸽科动物原鸽的肉，又称野鸽、家鸽。除去羽毛和内脏，取肉鲜用。鸽子的营养价值极高，其蛋白质含量高，所含蛋白质中有许多人体必需氨基酸，而脂肪含量低，易被人体吸收消化。鸽肉可用来炖汤食肉，也可烤、炸、清蒸或做小吃等。中医认为鸽肉具有"补肝益肾、益气补血、清热解毒、生津止渴"的功效。每百克鸽肉主要营养成分见表3-1-9。

表 3-1-9 鸽肉主要营养成分（100g）

蛋白质 (g)	16.5	脂肪 (g)	14.2
热量 (kcal)	200	钾 (mg)	334
钙 (mg)	30	铁 (mg)	3.8

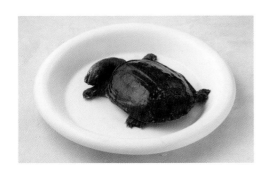

甲鱼 jiǎyú

甲鱼又称鳖、团鱼、水鱼，是龟鳖目鳖科软壳水生龟的统称。甲鱼富含动物胶、蛋白质、脂肪、维生素 D、肽类和多种酶以及人体必需的多种微量元素，是增强人体免疫力及智力的滋补佳品。甲鱼可清炖、清蒸，饮汤食肉。中医认为甲鱼具有"滋肝肾之阴，清虚劳之热"的功效。每百克甲鱼主要营养成分见表 3-1-10。

表 3-1-10 甲鱼主要营养成分（100g）

蛋白质 (g)	17.8	脂肪 (g)	4.3
钾 (g)	118	锌 (mg)	196
钙 (mg)	70	铁 (mg)	2.8

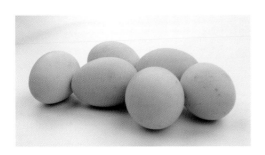

鸭蛋 yādàn

鸭蛋又名鸭子、鸭卵等，为鸭科动物家鸭的卵。取鸭蛋鲜用，或加工成咸蛋、皮蛋。鸭蛋营养价值较高，主要含蛋白质、脂肪、钙、磷、铁、钾、钠、氯等成分。鸭蛋可煮食或腌制。中医认为鸭蛋有"滋阴清热、生津益胃"的功效。每百克鸭蛋主要营养成分见表 3-1-11。

表 3-1-11 鸭蛋主要营养成分（100g）

蛋白质 (g)	19.9	脂肪 (g)	4.2
热量 (kcal)	126	锌 (mg)	20
钙 (mg)	23	铁 (mg)	3.3

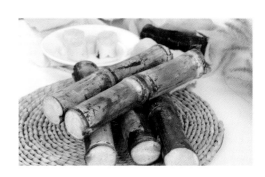

甘蔗 gānzhè

甘蔗为禾本科植物甘蔗的茎秆。我国长江以南的大部分地区均有栽培。甘蔗茎去皮，便是平常食用的部分。甘蔗中含有丰富的糖分、水分，还含有对人体新陈代谢非常有益的各种维生素、脂肪、蛋白质、有机酸、钙、铁等物质。甘蔗主要取汁食用。中医认为甘蔗有"滋阴润燥、生津止渴"的功效。每百克甘蔗主要营养成分见表 3-1-12。

表 3-1-12 甘蔗主要营养成分（100g）

热量 (kcal)	0.4	蛋白质 (g)	0.1
脂肪 (g)	65	碳水化合物 (g)	16
钙 (mg)	8	铁 (mg)	1.3

推荐食谱

阴虚体质套餐				
荤	素	汤	点心	粥
百合炖甲鱼	玉竹烩时蔬	山药玉竹白鸽汤	双子饼	珠玉二宝粥

荤菜——百合炖甲鱼

一、【原料】（2人份）

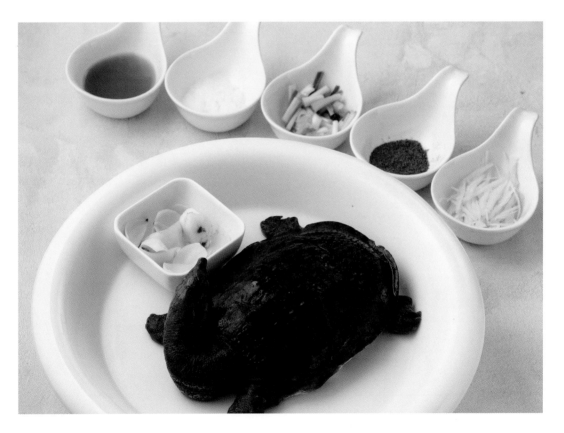

主料	甲鱼		500g	
辅料	鲜百合		50g	
调料	高汤	50mL	生姜	2g(约2片)
	胡椒粉	1g	料酒	3mL
	盐	2g	鸡精	1.5g

二、【做法】

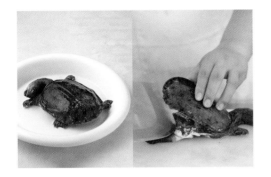

① 将甲鱼宰杀，去内脏后洗净，用80°C的水冲泡，去掉全身白膜。焯水放入砂锅中（焯水时加3mL料酒），加入高汤、姜、黄酒及适量水文火炖制1小时。

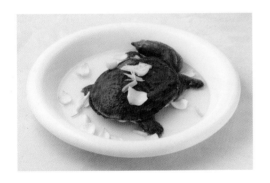

② 百合洗净，焯水，放入炖好的甲鱼中再炖15分钟。

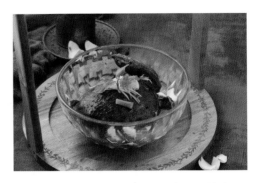

③ 用盐、鸡精调味，撒上胡椒粉即可装盘。

三、【主要营养成分表】

百合炖甲鱼主要营养成分见表3-2-1。

表 3-2-1 百合炖甲鱼主要营养成分（1人份）

热量（kcal）	346.99	蛋白质（g）	45.77
脂肪（g）	11.42	碳水化合物（g）	15.68
膳食纤维（g）	0.47	微量元素（mg）	磷306.86、锌5.92、铜0.37、铁7.41

TIPS

小贴士：

甲鱼初加工时要去除内腔的黄油，用80°C水烫去后裙边的黑膜。甲鱼有养阴的作用，脾胃阳虚者慎用。甲鱼滋腻碍脾，故食欲不振、上腹饱胀、消化功能较差的人应慎用，特别是在患有胃肠炎、胃溃疡、胆囊炎等消化系统疾病时，不宜食用。

素菜——玉竹烩时蔬

一、【原料】（2 人份）

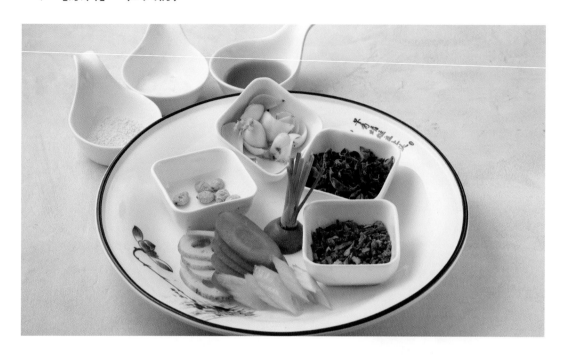

主料	西芹	50g	莲藕	100g
	胡萝卜	30g	木耳	15g
辅料	玉竹	15g	白果	12g（约6颗）
	鲜百合		10g	
调料	玉米油	5mL	盐	1.5g
	鸡精	1g	高汤	100mL

二、【做法】

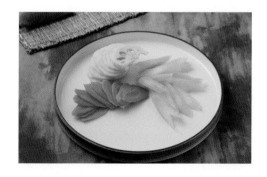

① 将西芹、莲藕、胡萝卜切成片状。

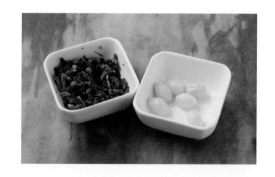

② 将玉竹洗净泡软；胡萝卜、白果、莲藕、西芹，焯水备用。

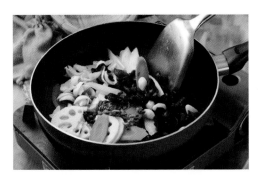

③ 炒锅烧热倒入玉米油，先放胡萝卜煸炒1～2分钟，再加入西芹、莲藕、白果、木耳及玉竹翻炒2～5分钟；加入高汤100mL，大火烧开。

小贴士：

白果生食有小毒，煮熟的白果可以放心食用。白果每日食用不得超过7颗。

汤品——山药玉竹白鸽汤

一、【原料】（2 人份）

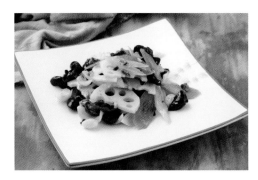

④ 加入调料，翻炒出锅。

三、【主要营养成分表】

玉竹烩时蔬主要营养成分见表 3-2-2。

表 3-2-2 玉竹烩时蔬主要营养成分（1 人份）

热量 (kcal)	116.08	蛋白质 (g)	3.17
脂肪 (g)	2.85	碳水化合物 (g)	22.01
膳食纤维 (g)	4.06	微量元素 (mg)	钾 226.99、钙 55.10

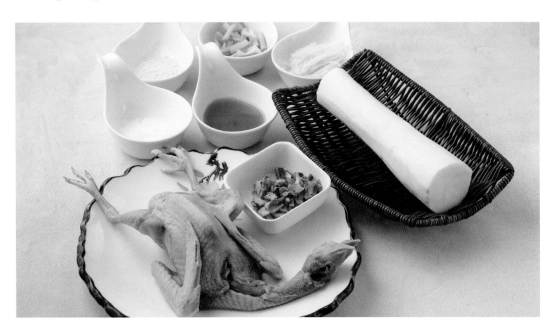

主料	鸽肉		200g	
辅料	鲜山药	30g	玉竹	15g
调料	小葱	5g	生姜	3g（约3片）
	料酒	3mL	盐	2g

二、【做法】

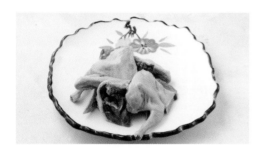

① 将鸽肉洗净切块，沸水中加料酒、姜片，焯水片刻取出，沥干待用。

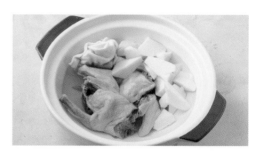

③ 砂锅中倒入 1000mL 开水，放入鸽肉，炖制 40 分钟后放入山药、玉竹再炖 20 分钟，加入料酒、姜，大火煮开转小火煮 30 分钟。

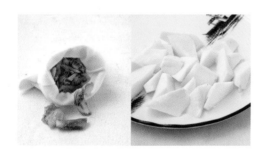

② 将山药切滚刀块，用开水焯烫，玉竹用温水清洗，装纱布袋中备用。

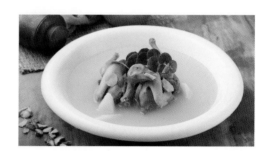

④ 出锅前去浮油，调入食盐、葱段即可。

TIPS

三、【主要营养成分表】

山药玉竹白鸽汤主要营养成分见表 3-2-3。

表 3-2-3 山药玉竹白鸽汤主要营养成分（1 人份）

热量 (kcal)	361.56	蛋白质 (g)	11.64
脂肪 (g)	34.15	碳水化合物 (g)	2.04
膳食纤维 (g)	0.17	微量元素 (mg)	铁 2.10、钾 201.07、锌 2.46

小贴士：

① 山药皮中含有皂角素和植物碱，部分人接触后会出现皮肤过敏并且发痒，可套上塑胶手套用竹片或丝瓜瓤去除外皮，也可先蒸或煮 5 分钟晾凉后去皮；

② 鲜山药切片后需立即浸泡在盐水中，以防止氧化发黑；

③ 白鸽去皮能够使汤的口感清淡一些；

④ 山药中的淀粉含量较多，胸腹胀满、大便干燥、便秘者不宜多食。

点心——双子饼

一、【原料】（2人份）

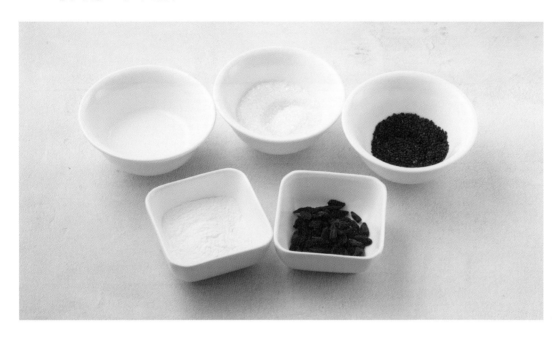

主料	面粉	100g	牛奶	40mL
辅料	黑芝麻	10g	枸杞子	5g
调料	绵白糖		50g	

二、【做法】

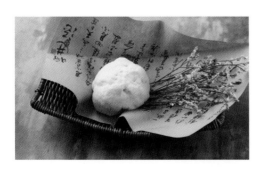

① 将枸杞子加15mL水浸泡30分钟，去渣留水与牛奶、白糖进行和面。

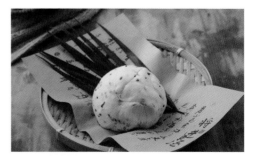

② 将芝麻撒于面团上揉和。

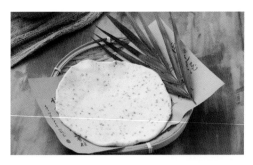

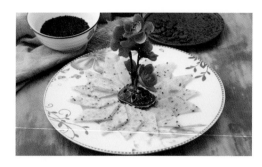

③ 面团制作成饼状放入已预热5分钟150°C
的烤箱3分钟。

④ 出锅切片，装盘。

三、【主要营养成分表】

双子饼主要营养成分见表3-2-4。

表3-2-4 双子饼主要营养成分（1人份）

热量 (kcal)	324.70	蛋白质 (g)	8.08
脂肪 (g)	3.74	碳水化合物 (g)	65.24
膳食纤维 (g)	1.32	微量元素 (mg)	钾115.05、钙76.30

小贴士：

芝麻要用熟芝麻，炒时不用加油。

粥——珠玉二宝粥

一、【原料】（2人份）

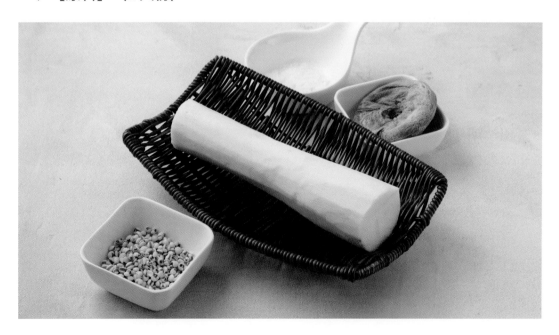

主料	鲜山药	60g	薏苡仁	60g
辅料	柿霜饼	24g		
调料	白糖	15g		

二、【做法】

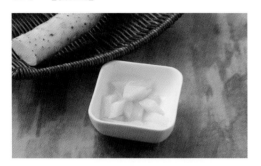

① 将山药洗净煮熟，去除外皮，切成丁。

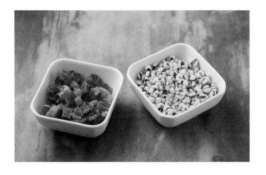

② 薏苡仁淘洗干净，用冷水浸泡2小时，捞出，沥干水分备用；柿霜饼切丁备用。

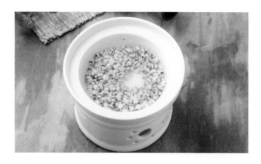

③ 取锅加入冷水，薏苡仁用旺火煮沸；改用小火熬煮至粥状。

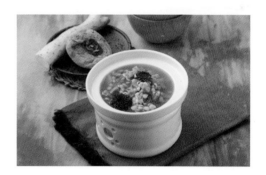

④ 加入山药丁、柿霜饼、白糖，继续煮片刻即成糊粥。

三、【主要营养成分表】

珠玉二宝粥主要营养成分见表3-2-5。

表 3-2-5 珠玉二宝粥主要营养成分（1人份）

热量 (kcal)	185.70	蛋白质 (g)	4.64
脂肪 (g)	1.08	碳水化合物 (g)	40.01
膳食纤维 (g)	1.15	微量元素 (mg)	磷 82.13、锌 0.62、铜 0.18、铁 1.51

小贴士：

① 山药皮中含有皂角素和植物碱，部分人接触后会出现皮肤过敏并且发痒，可套上塑胶手套用竹片或丝瓜瓤去除外皮，也可先蒸或煮5分钟晾凉后去皮；

② 鲜山药切片后需立即浸泡在盐水中，以防止氧化发黑；

③ 将浸泡薏米的水和薏米一起煮粥效果更好；

④ 薏米性寒，孕妇、便秘者慎食。

痰湿体质
养生药膳

★ 体质概述

总体特征： 腹部丰满，爱出汗，面部油脂较多，胸闷痰多，口中黏腻；性格偏温和、稳重，遇到矛盾善于忍耐；对梅雨季节及湿重环境适应能力差；形体肥胖。

易患疾病： 中风、糖尿病、脑卒中、冠心病、肥胖症、不孕症等。

食养原则： 宜选用健脾利湿、化痰祛痰的中药材及食材进行调养。

饮食禁忌： 忌食肥甘厚味。

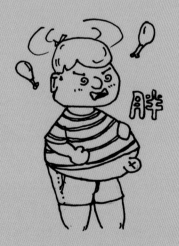

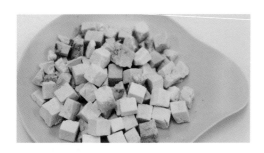

茯苓 fúlíng

本品为多孔菌科真菌茯苓的干燥菌核。多于7—9月采挖，挖出后除去泥沙，堆置"发汗"后，摊开晾至表面干燥，再"发汗"，反复数次至现皱纹、内部水分大部散失后，阴干，称为"茯苓个"；或将鲜茯苓按不同部位切制，阴干，分别称为"茯苓块"和"茯苓片"。

【性味与归经】甘、淡，平。归心、肺、脾、肾经。

【功能与主治】利水渗湿，健脾，宁心。用于水肿尿少，痰饮眩悸，脾虚食少，便溏泄泻，心神不安，惊悸失眠。

【用量】10～15g。

【贮藏】置通风阴凉干燥处，防潮。

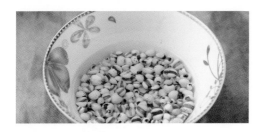

薏苡仁 yìyǐrén

本品为禾本科植物薏苡的干燥成熟种仁。秋季果实成熟时采割植株，晒干，打下果实，再晒干。除去外壳、黄褐色种皮和杂质，收集种仁。

【性味与归经】甘、淡，凉。归脾、胃、肺经。

【功能与主治】利水渗湿，健脾止泻，除痹，排脓，解毒散结。用于水肿，脚气，小便不利，脾虚泄泻，湿痹拘挛，肺痈，肠痈，赘疣，癌肿。

【用量】9～30g。

【注意】孕妇慎用。

【贮藏】置通风阴凉干燥处，防蛀。

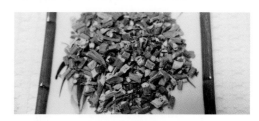

广藿香 guǎnghuòxiāng

本品为唇形科植物广藿香的干燥地上部分。枝叶茂盛时采割，日晒夜闷，反复至干。

【性味与归经】辛，微温。归脾、胃、肺经。

【功能与主治】芳香化浊，和中止呕，发表解暑。用于湿浊中阻，脘痞呕吐，暑湿表证，湿温初起，发热倦怠，胸闷不舒，寒湿闭暑，腹痛吐泻，鼻渊头痛。

【用量】3～10g。

【贮藏】置通风阴凉干燥处，防潮。

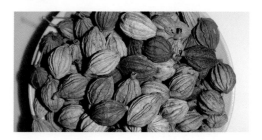

砂仁 shārén

本品为姜科植物阳春砂、绿壳砂或海南砂的

干燥成熟果实。夏、秋二季果实成熟时采收，晒干或低温干燥。

【性味与归经】辛，温。归脾、胃、肾经。

【功能与主治】化湿开胃，温脾止泻，理气安胎。用于湿浊中阻，脘痞不饥，脾胃虚寒，呕吐泄泻，妊娠恶阻，胎动不安。

【用量】3～6g。

【贮藏】置阴凉干燥处。

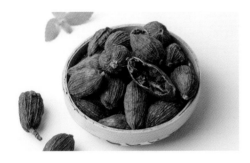

草果 cǎoguǒ

本品为姜科植物草果的干燥成熟果实。秋季果实成熟时采收，除去杂质，晒干或低温干燥。

【性味与归经】辛，温。归脾、胃经。

【功能与主治】燥湿温中，截疟除痰。用于寒湿内阻，脘腹胀痛，痞满呕吐，疟疾寒热，瘟疫发热。

【用量】3～6g。

【贮藏】置阴凉干燥处。

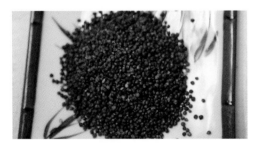

紫苏子 zǐsūzǐ

本品为唇形科植物紫苏的干燥成熟果实。秋季果实成熟时采收，除去杂质，晒干。

【性味与归经】辛，温。归肺经。

【功能与主治】降气化痰，止咳平喘，润肠通便。用于痰壅气逆，咳嗽气喘，肠燥便秘。

【用量】3～10g。

【贮藏】置通风干燥处，防蛀。

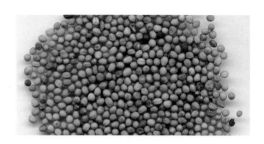

芥子 jièzǐ

本品为十字花科植物白芥或芥的干燥成熟种子。前者习称"白芥子"，后者习称"黄芥子"。夏末秋初果实成熟时采割植株，晒干，打下种子，除去杂质。

【性味与归经】辛，温。归肺经。

【功能与主治】温肺豁痰利气，散结通络止痛。用于寒痰咳嗽，胸胁胀痛，痰滞经络，关节麻木、疼痛，痰湿流注，阴疽肿毒。

【用量】3～9g。

【贮藏】置通风干燥处，防潮。

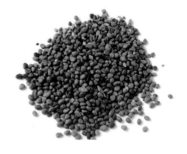

莱菔子 láifúzǐ

本品为十字花科植物萝卜的干燥成熟种子。夏季果实成熟时采割植株，晒干，搓出种子，除去杂质，再晒干。

【性味与归经】辛、甘，平。归肺、脾、胃经。

【功能与主治】消食除胀，降气化痰。用于饮食停滞，脘腹胀痛，大便秘结，积滞泻痢，痰壅喘咳。

【用量】5～12g。

【贮藏】置通风干燥处，防蛀。

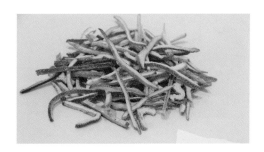

橘红 júhóng

本品为芸香科植物橘及其栽培变种的干燥外层果皮。秋末冬初果实成熟后采收，用刀削下外果皮，晒干或阴干。

【性味与归经】辛、苦，温。归肺、脾经。

【功能与主治】理气宽中，燥湿化痰。用于咳嗽痰多，食积伤酒，呕恶痞闷。

【用量】3～10g。

【贮藏】置阴凉干燥处，防蛀。

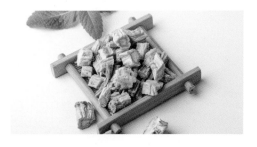

桔梗 jiégěng

本品为桔梗科植物桔梗的干燥根。春、秋二季采挖，洗净，除去须根，趁鲜剥去外皮或不去外皮，干燥。

【性味与归经】苦、辛，平。归肺经。

【功能与主治】宣肺，利咽，祛痰，排脓。用于咳嗽痰多，胸闷不畅，咽痛音哑，肺痈吐脓。

【用量】3～10g。

【贮藏】置通风干燥处，防蛀。

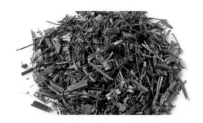

香薷 xiāngrú

本品为唇形科植物石香薷或江香薷的干燥地上部分。前者习称"青香薷"，后者习称"江香薷"。夏季茎叶茂盛、花盛时择晴天采割，除去杂质，阴干。

【性味与归经】辛，微温。归肺、胃经。

【功能与主治】发汗解表，化湿和中。用于暑湿感冒，恶寒发热，头痛无汗，腹痛吐泻，水肿，小便不利。

【用量】3～10g。

【贮藏】置阴凉干燥处。

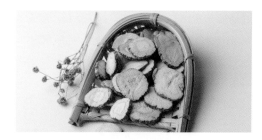

白芷 báizhǐ

本品为伞形科植物白芷或杭白芷的干燥根。夏、秋间叶黄时采挖，除沙，晒干或低温干燥。

【性味与归经】辛，温。归胃、大肠、肺经。

【功能与主治】解表散寒，祛风止痛，宣通鼻窍，燥湿止带，消肿排脓。用于感冒头痛，眉棱骨痛，鼻塞流涕，鼻鼽，鼻渊，牙痛，带下，疮疡肿痛。

【用量】3～10g。

【贮藏】置阴凉干燥处，防蛀。

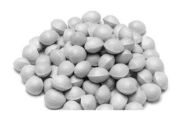

白果 báiguǒ

本品为银杏科植物银杏的干燥成熟种子。秋季种子成熟时采收，除去肉质外种皮，洗净，稍蒸或略煮后，烘干。

【性味与归经】甘、苦、涩，平；有毒。归肺、肾经。

【功能与主治】敛肺定喘，止带缩尿。用于痰多喘咳，带下白浊，遗尿尿频。

【用量】5～10g。

【注意】生食有毒。

【贮藏】置通风干燥处。

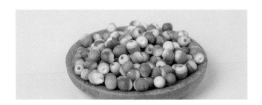

芡实 qiànshí

本品为睡莲科植物芡的干燥成熟种仁。秋末冬初采收成熟果实，除去果皮，取出种子，洗净，再除去硬壳（外种皮），晒干。

【性味与归经】甘、涩，平。归脾、肾经。

【功能与主治】益肾固精，补脾止泻，除湿止带。用于遗精滑精，遗尿尿频，脾虚久泻，白浊，带下。

【用量】9～15g。

【贮藏】置通风干燥处，防蛀。

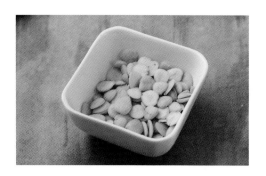

苦杏仁 kǔxìngrén

本品为蔷薇科植物山杏、西伯利亚杏、东北杏的干燥成熟种子。夏季采收成熟果实，除去果肉和核壳，取出种子，晒干。

【性味与归经】苦，微温；有小毒。归肺、大肠经。

【功能与主治】降气止咳平喘，润肠通便。用于咳嗽气喘，胸满痰多，肠燥便秘。

【用量】5～10g。

【注意】内服不宜过量，以免中毒。

【贮藏】置阴凉干燥处，防蛀。

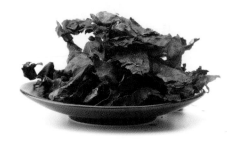

昆布 kūnbù

本品为海带科植物海带或翅藻科植物昆布的干燥叶状体。夏、秋二季采捞，晒干。

【性味与归经】咸，寒。归肝、胃、肾经。

【功能与主治】消痰软坚散结，利水消肿。用于瘿瘤，瘰疬，睾丸肿痛，痰饮水肿。

【用量】6～12g。

【贮藏】置干燥处。

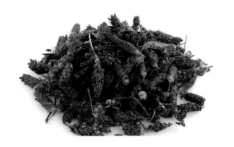

夏枯草 xiàkūcǎo

本品为唇形科植物夏枯草的干燥果穗。夏季果穗呈棕红色时采收，除去杂质，晒干。

【性味与归经】辛、苦，寒。归肝、胆经。
【功能与主治】清肝泻火，明目，散结消肿。用于目赤肿痛，目珠夜痛，头痛眩晕，瘰疬，瘿瘤，乳痈，乳癖，乳房胀痛。
【用量】9～15g。
【贮藏】置干燥处。

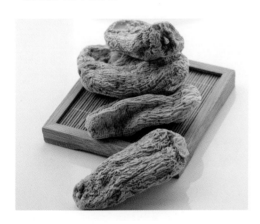

天麻 tiānmá

本品为兰科植物天麻的干燥块茎。立冬后至次年清明前采挖，立即洗净，蒸透，敞开低温干燥。

【性味与归经】甘，平。归肝经。
【功能与主治】息风止痉，平抑肝阳，祛风通络。用于小儿惊风，癫痫抽搐，破伤风，头痛眩晕，手足不遂，肢体麻木，风湿痹痛。
【用量】3～10g。
【贮藏】置通风干燥处，防蛀。

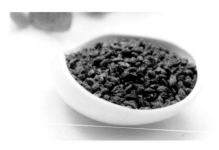

沙棘 shājí

本品系蒙古族、藏族习用药材。为胡颓子科植物沙棘的干燥成熟果实。秋、冬二季果实成熟或冻硬时采收，除去杂质，干燥或蒸后干燥。

【性味与归经】酸、涩，温。归脾、胃、肺、心经。
【功能与主治】健脾消食，止咳祛痰，活血散瘀。用于脾虚食少，食积腹痛，咳嗽痰多，胸痹心痛，瘀血经闭，跌扑瘀肿。
【用量】3～10g。
【贮藏】置通风干燥处，防霉，防蛀。

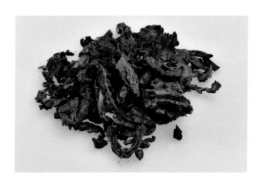

木瓜 mùguā

本品为蔷薇科植物贴梗海棠的干燥近成熟果实。夏、秋二季果实绿黄时采收，置沸水中烫至外皮灰白色，对半纵剖，晒干。

【性味与归经】酸，温。归肝、脾经。
【功能与主治】舒筋活络，和胃化湿。用于湿痹拘挛，腰膝关节酸重疼痛，暑湿吐泻，转筋挛痛，脚气水肿。
【用量】6～9g。
【贮藏】置阴凉干燥处，防潮，防蛀。

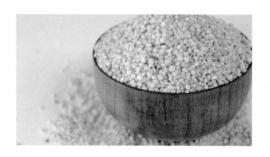

高粱米 gāoliangmǐ

高粱米为禾本科植物蜀黍的种仁。全国各地均有栽培。种子成熟后采收，晒干储存。高粱米含碳水化合物、蛋白质、脂肪、钙、磷、铁、维生素 B_1、维生素 B_2 等，营养价值高。高粱米可加工成面点、糕点或制糖、酿酒。中医认为高粱米具有"温中燥湿、涩肠止泻"的功效。每百克高粱米主要营养成分见表 4-1-1。

表 4-1-1　高粱米主要营养成分（100g）

蛋白质（g）	10.4	脂肪（g）	3.1
热量（kcal）	373	膳食纤维（g）	4.3
钙（mg）	22	铁（mg）	6.3

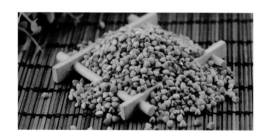

荞麦 qiáomài

荞麦又称乌麦、三角麦、玉麦，是蓼科植物荞麦的种仁。秋季成熟后采集，去除杂质，晒干去皮壳备用。荞麦含有丰富的膳食纤维，其含量是一般精制大米的 10 倍；荞麦含有的铁、锰、锌等微量元素也比一般谷物丰富，被誉为"高营养保健食品"。荞麦可磨粉食用，做面饼、面包、菜团子等，亦可熬粥。中医认为荞麦具有"清热除湿、开胃宽肠、下气消积"的功效。每百克荞麦主要营养成分见表 4-1-2。

表 4-1-2 荞麦主要营养成分（100g）

蛋白质（g）	9.3	脂肪（g）	2.3
热量（kcal）	355	膳食纤维（g）	6.5
钙（mg）	47	锌（mg）	3.62

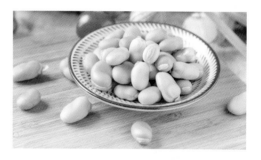

蚕豆 cándòu

蚕豆为豆科植物蚕豆的种子。全国大部分地区有栽培。果实成熟时取出种子，晒干；或鲜嫩时用。蚕豆含蛋白质、磷脂、胆碱等多种营养成分。蚕豆可煮食、炒食，制作蚕豆糕或作菜肴配料。中医认为蚕豆有"健脾益气、利水消肿、解毒止血"的功效。每百克蚕豆主要营养成分见表 4-1-3。

表 4-1-3 蚕豆主要营养成分（100g）

蛋白质（g）	24.6	脂肪（g）	1.1
热量（kcal）	353	膳食纤维（g）	10.9
钙（mg）	49	铁（mg）	2.9

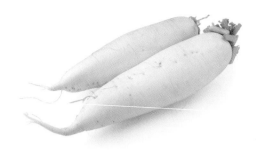

白萝卜 báiluóbo

白萝卜为十字花科萝卜属植物的鲜根。全国各地均有栽培。秋冬采挖鲜根，除去茎叶、须根，洗净。萝卜中含有丰富的维生素 A、维生素 C 等各种维生素，含芥子油、淀粉酶和粗纤维等。白萝卜可生食、凉拌、熟食，适合多种烹法，可烧、炖、煮，还可腌制、制酱，做成多种萝卜制品。中医认为白萝卜具有"行气化痰、消食化滞、清热生津、开胃健脾"的功效。每百克白萝卜主要营养成分见表 4-1-4。

表 4-1-4 白萝卜主要营养成分（100g）

蛋白质 (g)	0.9	脂肪 (g)	0.1
热量 （kcal）	25	膳食纤维 (g)	1.6
钙 (mg)	36	铁 (mg)	0.5

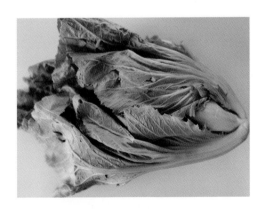

芥菜 jiècài

芥菜为十字花科芸薹属植物花芥蓝的嫩叶。我国南北均有栽培。洗净鲜用。芥菜的营养成分非常丰富，富含蛋白质、维生素、脂肪、碳水化合物矿物质等。芥菜可生食、炒菜或制酱。中医认为芥菜具有"化痰开胃、清热明目"的功效。每百克芥菜主要营养成分见表 4-1-5。

表 4-1-5 芥菜主要营养成分（100g）

蛋白质 (g)	1.8	脂肪 (g)	0.4
热量 （kcal）	19	膳食纤维 (g)	1.2
钙 (mg)	28	铁 (mg)	1.0

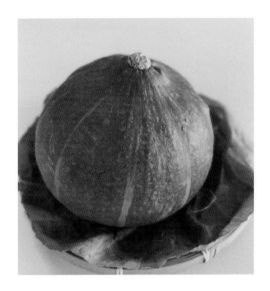

南瓜 nánguā

南瓜为葫芦科植物南瓜的果实。我国南北各地广泛种植。夏秋果实成熟时采收，鲜用。南瓜中丰富的类胡萝卜素在机体内可转化成具有重要生理功能的维生素 A；南瓜含有丰富的钴，在各类蔬菜中含钴量居首位。南瓜可炒、煮、蒸、做饼、做馅等。中医认为南瓜具有"补益中气、解毒消肿"的功效。每百克南瓜主要营养成分见表 4-1-6。

表 4-1-6 南瓜主要营养成分（100g）

蛋白质 (g)	1.4	脂肪 (g)	0.1
热量 （kcal）	36	膳食纤维 (g)	0.8
钙 (mg)	16	铁 (mg)	0.4

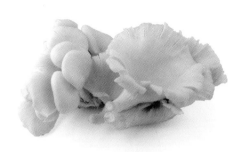

平菇 pínggū

平菇又称侧耳、糙皮侧耳、蚝菇、黑牡丹菇。是担子菌门下伞菌目侧耳科一种类，是种相当常见的灰色食用菇。我国河北、吉林、辽宁、山西、湖南等地均有分布。夏秋季采收，洗净鲜用，或晒干用。平菇含丰富的营养物质，氨基酸成分齐全，矿物质含量十分丰富。平菇的食用方法多样，可炒、可煮、可蒸，荤素皆宜。中医认为平菇具有"补脾除湿、祛风散寒、舒筋活络"的功效。每百克平菇主要营养成分见表 4-1-7。

表 4-1-7 平菇主要营养成分（100g）

蛋白质 (g)	1.9	脂肪 (g)	0.3
热量（kcal）	29	膳食纤维 (g)	2.3
钙 (mg)	5	铁 (mg)	1.0

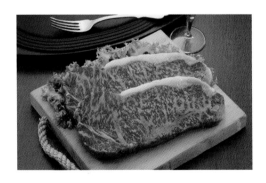

牛肉 niúròu

牛肉为牛科动物黄牛或水牛的肉。牛宰杀后，剥皮取肉，水漂洗后，鲜用或冷藏。牛肉含有丰富的蛋白质，氨基酸组成比猪肉更接近人体需要，能提高机体抗病能力。牛肉各部位肉质不同，应根据烹调方法而选择，如红烧、煨汤、爆炒、炖、烤等。中医认为牛肉有"安中益气、养脾胃，补虚壮健、强筋骨，消水肿、除湿气"的功效。每百克牛肉主要营养成分见表 4-1-8。

表 4-1-8 牛肉主要营养成分（100g）

蛋白质 (g)	19.9	脂肪 (g)	4.2
热量 (kcal)	126	镁 (mg)	20
钙 (mg)	23	铁 (mg)	3.3

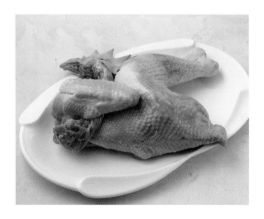

鸡肉 jīròu

鸡肉为雉科动物家鸡的肉。我国各地均有饲养。宰杀后除去羽毛及内脏，取肉鲜用。鸡肉的蛋白质含量较高，易被人体消化吸收，含有对人体生长发育有重要作用的磷脂类，是中国人膳食结构中脂肪和磷脂的重要来源之一。鸡肉可煮食或炖汤。中医认为鸡肉有"温中益气、补虚填精、健脾胃"的功效。每百克鸡肉主要营养成分见表 4-1-9。

表 4-1-9 鸡肉主要营养成分（100g）

蛋白质 (g)	20.3	脂肪 (g)	16.8
热量 (kcal)	256	碳水化合物 (g)	5.8
钙 (mg)	2	铁 (mg)	1.2

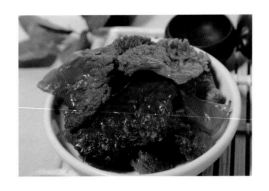

海蜇 hǎizhé

海蜇为根口水母科海蜇属动物海蜇或黄斑海蜇的口腕部。中国沿海广泛分布，以浙江和福建沿海最多。捕获后，将口腕部加工成海蜇头食用。海蜇富含蛋白质、多种维生素、丰胶原蛋白和其他活性物质，是一种营养价值极高的海鲜食品。海蜇可煮、凉拌或炒食。中医认为海蜇具有"清热解毒、化痰软坚、祛风除湿、润肠通便"的功效。每百克海蜇主要营养成分见表4-1-10。

表 4-1-10　海蜇主要营养成分（100g）

蛋白质 (g)	6	脂肪 (g)	0.3
热量（kcal）	75	磷 (mg)	22
钙 (mg)	120	铁 (mg)	5.1

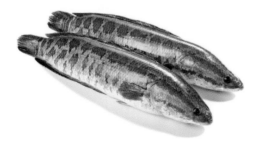

黑鱼 hēiyú

黑鱼又名乌鱼、生鱼、财鱼、蛇鱼、火头鱼等，为鳢属科动物。我国大部分河川、湖泊、池塘均有产出。黑鱼骨刺少，含肉率高，含蛋白质、脂肪、18种氨基酸等，还含有人体必需的钙、磷、铁及多种维生素。黑鱼可红烧、煮汤、烤、煎、炸。中医认为黑鱼具有"补脾益气，利水"的功效。每百克黑鱼主要营养成分见表4-1-11。

表 4-1-11 黑鱼主要营养成分（100g）

蛋白质 (g)	18.5	脂肪 (g)	1.2
热量（kcal）	86	锌 (mg)	0.8
钙 (mg)	152	铁 (mg)	0.7

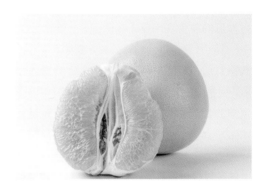

柚子 yòuzi

柚子为芸香科植物常绿果树柚的成熟果实。主要产于广东、广西、福建、四川、台湾等地。柚子含有丰富的营养价值，包括多种维生素和钙、磷、镁、钠等人体所必需的微量元素。柚子肉可以生用，也可与猪肉等荤腥配制。中医认为柚子有"化痰祛湿、行气解酒、健胃消食"的功效。每百克柚子主要营养成分见表4-1-12。

表 4-1-12 柚子主要营养成分（100g）

蛋白质 (g)	0.8	脂肪 (g)	0.2
热量 (kcal)	44	糖类 (g)	9.5
钙 (mg)	4	铁 (mg)	0.3

推荐食谱

痰湿体质套餐				
荤	素	汤品	点心	粥
木瓜炖牛肉	杏仁芥菜	薏仁甜汤	茯苓糕	参苓粥

荤菜——木瓜炖牛肉

一、【原料】（2 人份）

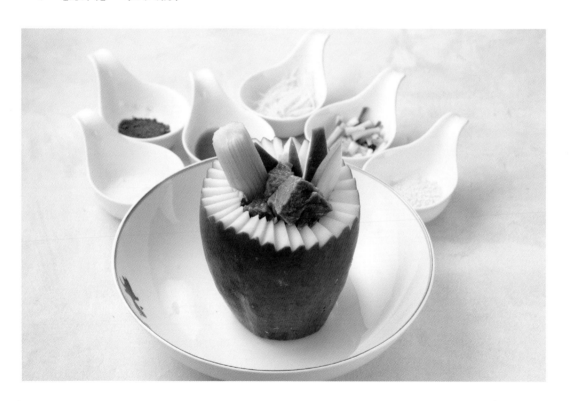

主料	牛肉	300g	莴笋	100g
辅料	木瓜		30g	
调料	生姜	5g（约 5 片）	大葱	8g（约 2 段）
	盐	3g	鸡精	2g
	胡椒粉		2g	

二、【做法】

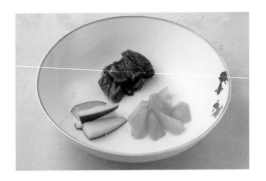

① 将木瓜洗净后切成薄片；牛肉洗净后切成 1.5cm 方块，焯水备用；姜切成片，葱切成段；莴苣洗净后切成滚刀块；剩余的木瓜去囊去籽做成木瓜盅。

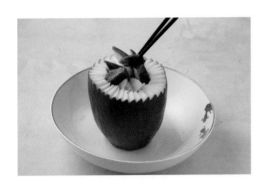

② 将牛肉块、木瓜片、莴苣块、姜片、葱段一同置于木瓜盅；加入 200mL 清水，用武火蒸 30 分钟，再改用文火蒸 45 分钟。

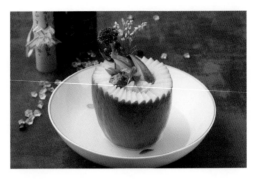

③ 加入盐、鸡精、胡椒粉即成。

三、【主要营养成分表】

木瓜炖牛肉主要营养成分见表 4-2-1。

表 4-2-1 木瓜炖牛肉主要营养成分（1 人份）

热量（kcal）	178.88	蛋白质（g）	32.22
脂肪（g）	3.14	碳水化合物（g）	5.71
膳食纤维（g）	0.57	微量元素（mg）	磷 345.33、锌 6.36、铜 0.22、铁 5.61

TIPS

小贴士：

牛肉建议用牛里脊，口感更佳。

素菜——杏仁芥菜

一、【原料】（2人份）

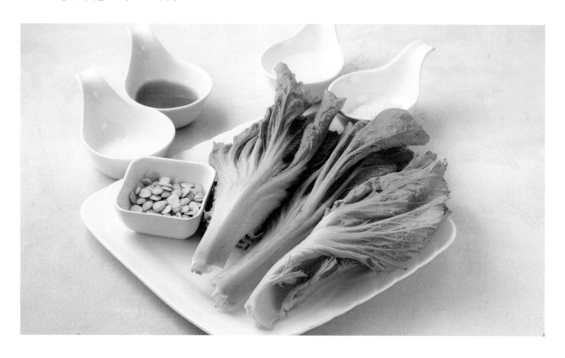

主料	芥菜	300g	杏仁	50g
调料	白醋	5mL	芝麻油	3mL
	盐	3g	鸡精	3g
	芥末油		2mL	

二、【做法】

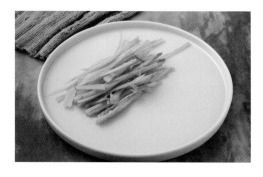

① 将芥菜去叶清洗，茎切细丝再用纯净水冲洗沥干。

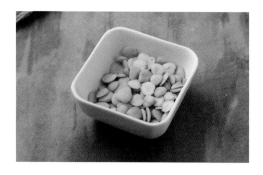

② 杏仁洗净备用。

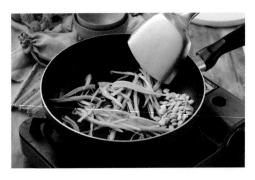

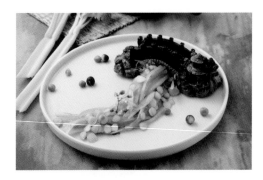

③ 锅中放水烧开，放入芥菜、杏仁焯 30 秒，加点盐，捞出用水冲凉。

④ 冲凉后加入盐、鸡精、白醋、拌匀；食用时加入芝麻油、芥末油拌匀即可。

三、【主要营养成分表】

杏仁芥菜主要营养成分见表 4-2-2。

表 4-2-2 杏仁芥菜主要营养成分（1 人份）

热量（kcal）	180.45	蛋白质（g）	8.08
脂肪（g）	13.18	碳水化合物(g)	10.80
膳食纤维（g）	6.51	微量元素(mg)	磷 61.35、锌 1.68、铜 0.33、铁 2.09

TIPS

小贴士：

芥菜焯水时间不宜过长，变色即捞出。

汤品——薏仁甜汤

一、【原料】（2 人份）

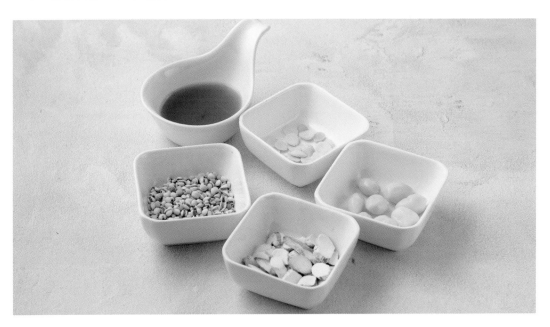

主料	鲜山药	150g		
辅料	薏苡仁	15g	白果	12g（约6个）
	甜杏仁	3g		
调料	蜂蜜	6g		

二、【做法】

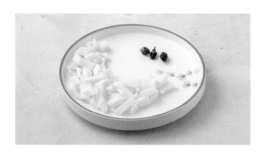

① 将山药清水洗净后切成菱形丁。

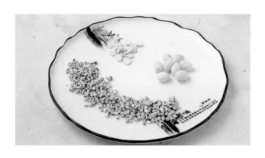

② 将薏苡仁、白果、甜杏仁清水洗净备用。

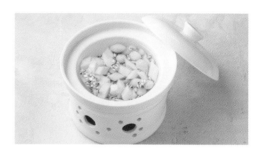

③ 砂锅中加水1000mL，放入食材和药材；武火煮沸后文火慢炖至熟烂。

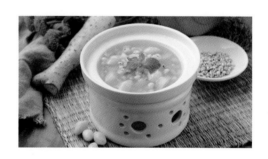

④ 加入蜂蜜调味，装盘食用。

三、【主要营养成分表】

薏仁甜汤主要营养成分见表4-2-3。

表4-2-3 薏仁甜汤主要营养成分（1人份）

热量 (kcal)	109.43	蛋白质 (g)	3.53
脂肪 (g)	1.22	碳水化合物 (g)	21.62
膳食纤维 (g)	0.87	微量元素 (mg)	钙19.97、磷43.65

小贴士：

① 山药皮中含有皂角素和植物碱，部分人接触后会出现皮肤过敏并且发痒，可套上塑胶手套用竹片或丝瓜瓤去除外皮，也可先蒸或煮5分钟晾凉后去皮；

② 鲜山药切片后需立即浸泡在盐水中，以防止氧化发黑；

③ 大便燥结者及孕妇慎用。

点心——茯苓糕

一、【原料】（2 人份）

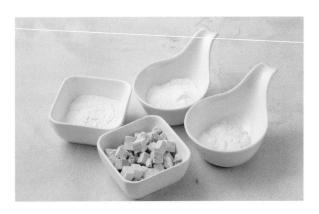

小贴士：

面团中加水可根据面团吸水情况分多次加入，揉至面光、盆光、手光即可。

主料	面粉	450g		
辅料	茯苓	50g	发酵粉	3g
调料	白糖	50g		

二、【做法】

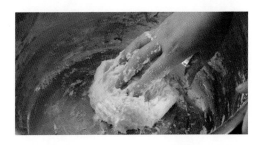

① 将茯苓烘干，打成粉，与面粉混匀；加入用温水化开的发酵粉、白糖和 250mL 纯净水揉合成光滑的面团。

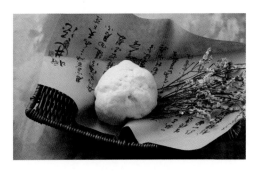

② 将面团置于温暖处发酵至两倍大。

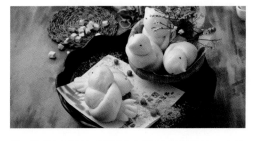

③ 将发好后的面团制成各种形状的糕状，上笼用武火蒸 25 分钟；出蒸锅后装盘。

三、【主要营养成分表】

茯苓糕主要营养成分见表 4-2-4。

表 4-2-4 茯苓糕主要营养成分（1 人份）

热量（kcal）	175.25	蛋白质（g）	3.82
脂肪（g）	0.34	碳水化合物(g)	39.53
膳食纤维（g）	4.65	微量元素(mg)	锌 0.58、铁 0.99、铜 0.15、磷 51.85

粥——参苓粥

一、【原料】（2 人份）

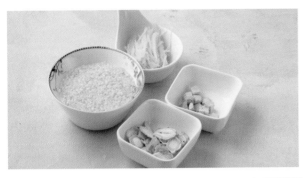

小贴士：

此粥健脾补气为主，适合体弱易倦乏力及食欲差者，服用期间忌食萝卜。

主料	粳米	100g		
辅料	人参	10g	茯苓	10g
调料	生姜	10g（约 3 厚片）		

二、【做法】

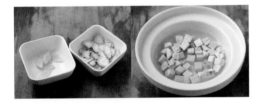

① 将人参、生姜切成薄片、白茯苓洗净，用水浸泡 30 分钟。

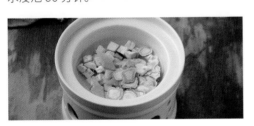

② 将上述备用原料倒入锅中，加纯净水煎煮，取汁；再加纯净水煎煮取汁。

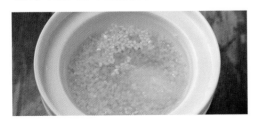

③ 粳米淘洗干净后备用。

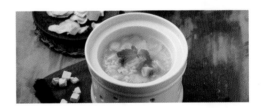

④ 将两次所取药汁与淘洗干净粳米同煮至米烂熟即可。

三、【主要营养成分表】

参苓粥主要营养成分见表 4-2-5。

表 4-2-5 参苓粥主要营养成分（1 人份）

热量 (kcal)	348.7	蛋白质 (g)	7.89
脂肪 (g)	0.71	碳水化合物 (g)	77.87
膳食纤维 (g)	8.81	微量元素 (mg)	锌 1.56、铁 2.63、铜 0.21、磷 132.5

湿热体质
养生药膳

★ 体质概述

总体特征：面垢油光、皮肤油腻、口苦口臭、平日口气重，身上体味较大；容易烦躁发怒或郁闷；对夏末秋初的湿热气候，湿重或气温偏高环境较难适应；形体中等或偏瘦。

易患疾病：皮肤化脓性感染、黄疸性肝炎、急性尿路感染等病。

食养原则：宜选用清热化湿、疏肝利胆的中药材及食材进行调养。

饮食禁忌：应少吃甜腻、辛辣、动火食物，少饮酒；忌食油炸、烧烤类食物。

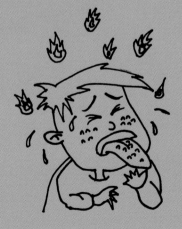

推荐中药材

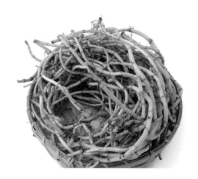

鱼腥草 yúxīngcǎo

本品为三白草科植物蕺菜的新鲜全草或干燥地上部分。鲜品全年均可采割；干品夏季茎叶茂盛花穗多时采割，除去杂质，晒干。

【性味与归经】辛，微寒。归肺经。
【功能与主治】清热解毒，消痈排脓，利尿通淋。用于肺痈吐脓，痰热喘咳，热痢，热淋，痈肿疮毒。
【用量】15 ～ 25g。
【贮藏】干鱼腥草置干燥处；鲜鱼腥草置阴凉潮湿处。

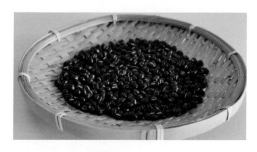

赤小豆 chìxiǎodòu

本品为豆科植物赤小豆或赤豆的干燥成熟种子。秋季果实成熟而未开裂时拔取全株，晒干，打下种子，除去杂质，再晒干。

【性味与归经】甘、酸，平。归心、小肠经。
【功能与主治】利水消肿，解毒排脓。用于水肿胀满，脚气浮肿，黄疸尿赤，风湿热痹，痈肿疮毒，肠痈腹痛。
【用量】9 ～ 30g。
【贮藏】置干燥处，防蛀。

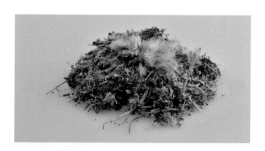

小蓟 xiǎojì

本品为菊科植物刺儿菜的干燥地上部分。夏、秋二季花开时采割，除去杂质，晒干。

【性味与归经】甘、苦，凉。归心、肝经。
【功能与主治】凉血止血，散瘀解毒消痈。用于衄血，吐血，尿血，血淋，便血，崩漏，外伤出血，痈肿疮毒。
【用量】5 ～ 12g。
【贮藏】置通风干燥处。

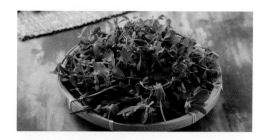

马齿苋 mǎchǐxiàn

本品为马齿苋科植物马齿苋的干燥地上部

分。夏、秋二季采收，除去残根和杂质，洗净，略蒸或烫后晒干。

【性味与归经】酸，寒。归肝、大肠经。

【功能与主治】清热解毒，凉血止血，止痢。用于热毒血痢，痈肿疔疮，湿疹，丹毒，蛇虫咬伤，便血，痔血，崩漏下血。

【用量】9～15g。

【贮藏】置通风干燥处，防潮。

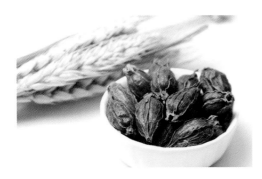

栀子 zhīzi

本品为茜草科植物栀子的干燥成熟果实。9—11月果实成熟呈红黄色时采收，除去果梗和杂质，蒸至上气或置沸水中略烫，取出，干燥。

【性味与归经】苦，寒。归心、肺、三焦经。

【功能与主治】泻火除烦，清热利湿，凉血解毒；外用消肿止痛。用于热病心烦，湿热黄疸，淋证涩痛，血热吐衄，目赤肿痛，火毒疮疡；外治扭挫伤痛。

【用量】6～10g。

【贮藏】置通风干燥处。

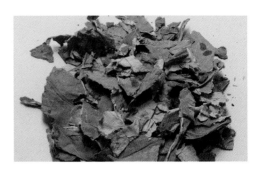

荷叶 héyè

本品为睡莲科植物莲的干燥叶。夏、秋二季采收，晒至七八成干时，除去叶柄，折成半圆形或折扇形，干燥。

【性味与归经】苦，平。归肝、脾、胃经。

【功能与主治】清暑化湿，升发清阳，凉血止血。用于暑热烦渴，暑湿泄泻，脾虚泄泻，血热吐衄，便血崩漏。荷叶炭收涩化瘀止血，用于出血症和产后血晕。

【用量】3～10g。

【贮藏】置通风干燥处，防蛀。

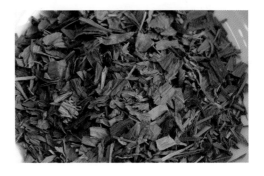

淡竹叶 dànzhúyè

本品为禾本科植物淡竹叶的干燥茎叶。夏季未抽花穗前采割，晒干。

【性味与归经】甘、淡，寒。归心、胃、小肠经。

【功能与主治】清热泻火，除烦止渴，利尿通淋。用于热病烦渴，小便短赤涩痛，口舌生疮。

【用量】6～10g。

【贮藏】置干燥处。

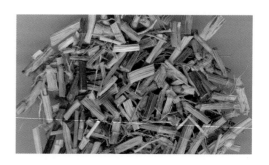

菊苣 jújù

本品系维吾尔族习用药材。为菊科植物毛菊苣或菊苣的干燥地上部分或根。夏、秋二季采割地上部分或秋末挖根，除去泥沙和杂质，晒干。

【性味与归经】微苦、咸，凉。归肝、胆、胃经。

【功能与主治】清肝利胆，健胃消食，利尿消肿。用于湿热黄疸，胃痛食少，水肿尿少。

【用量】9～18g。

【贮藏】置阴凉干燥处。

白茅根 báimáogēn

本品为禾本科植物白茅的干燥根茎。春、秋二季采挖，洗净，晒干，除去须根和膜质叶鞘，捆成小把。

【性味与归经】甘，寒。归肺、胃、膀胱经。

【功能与主治】凉血止血，清热利尿。用于血热吐血，衄血，尿血，热病烦渴，湿热黄疸，水肿尿少，热淋涩痛。

【用量】9～30g。

【贮藏】置干燥处。

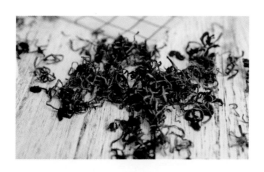

蒲公英 púgōngyīng

本品为菊科植物蒲公英、碱地蒲公英或同属数种植物的干燥全草。春至秋季花初开时采挖，除去杂质，洗净，晒干。

【性味与归经】苦、甘，寒。归肝、胃经。

【功能与主治】清热解毒，消肿散结，利尿通淋。用于疔疮肿毒，乳痈，瘰疬，目赤，咽痛，肺痈，肠痈，湿热黄疸，热淋涩痛。

【用量】10～15g。

【贮藏】置通风干燥处，防潮，防蛀。

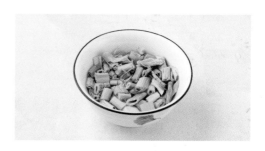

芦根 lúgēn

本品为禾本科植物芦苇的新鲜或干燥根茎。全年均可采挖，除去芽、须根及膜状叶，鲜用或晒干。

【性味与归经】甘，寒。归肺、胃经。

【功能与主治】清热泻火，生津止渴，除烦，止呕，利尿。用于热病烦渴，肺热咳嗽，肺痈吐脓，胃热呕哕，热淋涩痛。

【用量】15～30g。

【贮藏】干芦根置干燥处；鲜芦根埋于湿沙中。

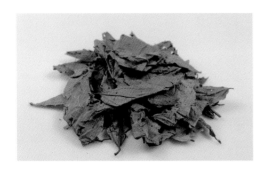

布渣叶 bùzhāyè

本品为椴树科植物破布叶的干燥叶。夏、秋二季采收，除去枝梗和杂质，阴干或晒干。

【性味与归经】微酸，凉。归脾、胃经。
【功能与主治】消食化滞，清热利湿。用于饮食积滞，感冒发热，湿热黄疸。
【用量】15～30g。
【贮藏】置干燥处。

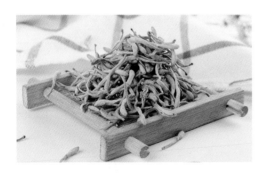

金银花 jīnyínhuā

本品为忍冬科植物忍冬的干燥花蕾或带初开的花。夏初花开放前采收，干燥。

【性味与归经】甘，寒。归肺、心、胃经。
【功能与主治】清热解毒，疏散风热。用于痈肿疔疮，喉痹，丹毒，热毒血痢，风热感冒，温病发热。
【用量】6～15g。
【贮藏】置阴凉干燥处，防潮，防蛀。

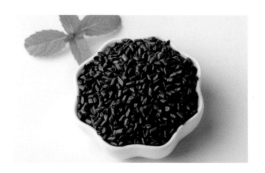

决明子 juémíngzǐ

本品为豆科植物决明或小决明的干燥成熟种子。秋季采收成熟果实，晒干，打下种子，除去杂质。

【性味与归经】甘、苦、咸、微寒。归肝、大肠经。
【功能与主治】清热明目，润肠通便。用于目赤涩痛，羞明多泪，头痛眩晕，目暗不明，大便秘结。
【用量】9～15g。
【贮藏】置干燥处。

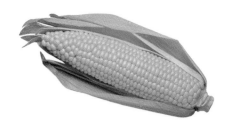

玉米 yùmǐ

玉米又称玉蜀黍、棒子、包谷、包米、苞米等。是禾本科玉蜀黍属一年生草本植物。我国大部分地区均产。可鲜用也可晒干储存，磨成面粉。玉米含有丰富的脂肪，不饱和脂肪酸及卵磷脂，有助于人体内脂肪和胆固醇的正常代谢。玉米鲜嫩者可整个煮熟食用，干玉米可磨碎煮粥或做面饼、蒸糕。中医认为玉米具有"淡渗利湿、调中开胃"的功效。每百克玉米主要营养成分见表5-1-1。

表 5-1-1 玉米主要营养成分（100g）

蛋白质 (g)	4	脂肪 (g)	1.2
热量（kcal）	120	膳食纤维 (g)	2.9
钾 (mg)	238	铁 (mg)	1.1

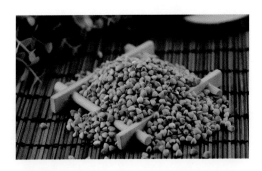

荞麦 qiáomài

荞麦又称乌麦、三角麦、玉麦，是蓼科植物荞麦的种仁。秋季成熟后采集，去除杂质，晒干去皮壳备用。荞麦含有丰富的膳食纤维，其含量是一般精制大米的10倍；荞麦含有的铁、锰、锌等微量元素也比一般谷物丰富，被誉为"高营养保健食品"。荞麦可磨粉食用，做面饼、面包、菜团子等，亦可熬粥。中医认为荞麦具有"清热除湿、开胃宽肠、下气消积"的功效。每百克荞麦主要营养成分见表5-1-2。

表 5-1-2 荞麦主要营养成分（100g）

蛋白质 (g)	9.3	脂肪 (g)	2.3
热量（kcal）	355	膳食纤维 (g)	13.3
钙 (mg)	47	锌 (mg)	3.62

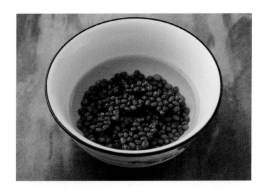

绿豆 lǜdòu

绿豆又称青小豆，为豆科植物绿豆的种子。全国大部分地区均有栽培。立秋后种子成熟时采收，晒干备用。绿豆所含蛋白质主要为球蛋白，并含有蛋氨酸、色氨酸、酪氨酸等多种氨基酸。绿豆可同谷类配合煮粥，或煮汤，磨粉可制作糕点。中医认为绿豆有"祛热解暑、利水消肿"的功效。每百克绿豆主要营养成分见表5-1-3。

表 5-1-3 绿豆主要营养成分（100g）

蛋白质 (g)	21.6	脂肪 (g)	0.8
热量（kcal）	347	膳食纤维 (g)	6.4
钙 (mg)	81	铁 (mg)	6.5

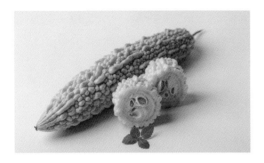

苦瓜 kǔguā

苦瓜为葫芦科植物苦瓜的果实。中国南北均普遍栽培。秋后采收，鲜用或切片晒干。苦瓜含有铬和类似胰岛素的物质，能促进糖分分解，有明显的降血糖的作用。苦瓜可炒、凉拌或煲汤等。中医认为苦瓜具有"清暑解渴、明目、解毒"的功效。每百克苦瓜主要营养成分见表5-1-4。

表 5-1-4 苦瓜主要营养成分（100g）

蛋白质 (g)	1.0	脂肪 (g)	0.1
热量（kcal）	25	膳食纤维 (g)	1.4
钙 (mg)	14	铁 (mg)	0.7

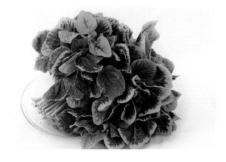

苋菜 xiàncài

苋菜又名玉米菜、红苋菜，为苋科草本植物苋

的茎叶。全国各地均有栽培。鲜用。苋菜富含赖氨酸、维生素 C、铁、钙等成分，营养价值较高。苋菜可煎汤，煮粥，或绞汁服。中医认为苋菜具有"清利湿热、解毒、润肠"的功效。每百克苋菜主要营养成分见表 5-1-5。

表 5-1-5 苋菜主要营养成分（100g）

蛋白质 (g)	2.8	脂肪 (g)	0.4
热量（kcal）	39	膳食纤维 (g)	1.8
钙 (mg)	178	铁 (mg)	2.9

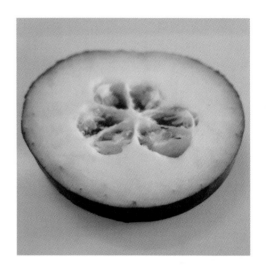

冬瓜 dōngguā

冬瓜为葫芦科植物冬瓜的果实。中国南北均普遍栽培。夏末、秋初采收，去皮，洗净，去瓤食用。冬瓜含有丰富的蛋白质、碳水化合物、维生素以及矿质元素等营养成分。冬瓜可煮汤、煨食等。中医认为冬瓜具有"清热祛暑、除烦、生津、化痰利水、解毒"的功效。每百克冬瓜主要营养成分见表5-1-6。

表 5-1-6 冬瓜主要营养成分（100g）

蛋白质 (g)	0.4	脂肪 (g)	0.2
热量（kcal）	14	膳食纤维 (g)	0.7
钙 (mg)	19	铁 (mg)	0.2

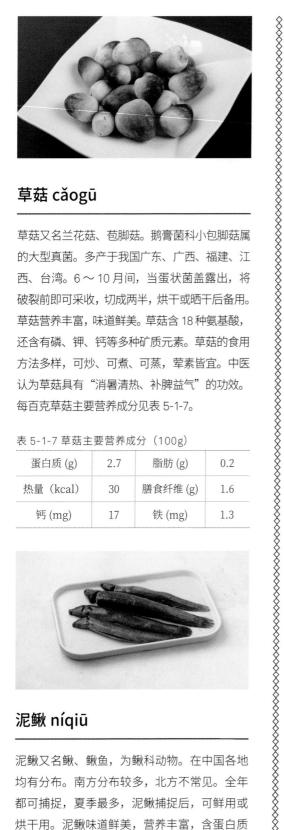

草菇 cǎogū

草菇又名兰花菇、苞脚菇。鹅膏菌科小包脚菇属的大型真菌。多产于我国广东、广西、福建、江西、台湾。6～10月间，当蛋状菌盖露出，将破裂前即可采收，切成两半，烘干或晒干后备用。草菇营养丰富，味道鲜美。草菇含18种氨基酸，还含有磷、钾、钙等多种矿质元素。草菇的食用方法多样，可炒、可煮、可蒸，荤素皆宜。中医认为草菇具有"消暑清热、补脾益气"的功效。每百克草菇主要营养成分见表5-1-7。

表 5-1-7 草菇主要营养成分（100g）

蛋白质 (g)	2.7	脂肪 (g)	0.2
热量（kcal）	30	膳食纤维 (g)	1.6
钙 (mg)	17	铁 (mg)	1.3

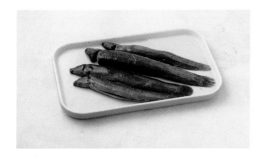

泥鳅 níqiū

泥鳅又名鳅、鳅鱼，为鳅科动物。在中国各地均有分布。南方分布较多，北方不常见。全年都可捕捉，夏季最多，泥鳅捕捉后，可鲜用或烘干用。泥鳅味道鲜美，营养丰富，含蛋白质较高而脂肪较低，能降脂降压。泥鳅做菜，肉质细嫩，口味清美，最适合烧、煮、做汤，亦可炸、熘、爆、炒、烩、炖，乃至用于火锅。中医认为泥鳅有"补益脾肾、利水、解毒"的功效。每百克泥鳅主要营养成分见表5-1-8。

表 5-1-8 泥鳅主要营养成分（100g）

蛋白质 (g)	17.9	脂肪 (g)	2
热量（kcal）	96	锌 (mg)	2.76
钙 (mg)	299	铁 (mg)	2.9

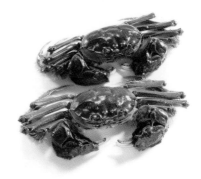

河蟹 héxiè

河蟹又名螃蟹、清水蟹，为蟹科动物中的中华绒螯蟹。河蟹常穴居于江、河、湖沼的泥岸。河蟹肉质鲜嫩，营养较高，含有大量的蛋白质和脂肪，较多的钙、磷、铁、维生素等。蟹的食法很多，可蒸、煮、炸、煎、炒、烧、烤、拌等，并可制成小吃的馅心。中医认为河蟹有"滋阴通脉、补益肝肾、生精益髓、强壮筋骨"的功效。每百克河蟹主要营养成分见表5-1-9。

表 5-1-9 河蟹主要营养成分（100g）

蛋白质 (g)	17.5	脂肪 (g)	2.6
热量（kcal）	103	锌 (mg)	3.68
钙 (mg)	126	铁 (mg)	2.9

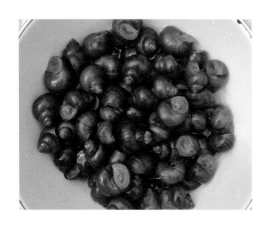

田螺 tiánluó

田螺为田螺科、圆田螺属软体动物。田螺在中国大部地区均有分布。可在夏、秋季节捕取，洗净用。田螺含有丰富的钙、微生素 A 和胶原多糖及多种微量元素。田螺可煮、炒等。中医认为田螺具有"清热利湿、解毒消肿、明目、止渴"的功效。每百克田螺主要营养成分见表 5-1-10。

表 5-1-10 田螺主要营养成分（100g）

蛋白质 (g)	11	脂肪 (g)	0.2
热量 （kcal）	60	锌 (mg)	2.71
钙 (mg)	1030	铁 (mg)	19.7

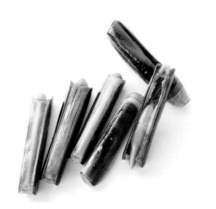

蛏 chēng

蛏为竹蛏科竹蛏属、剑蛏属动物蛏的肉。生活在近岸的海水里，也可人工养殖。全年可采捕，去壳，取肉，洗净，鲜用或晒干。蛏含蛋白质、脂肪、糖分、无机盐及钙，营养成分丰富。蛏可煮、炒、爆、煨汤等。中医认为蛏具有"滋阴、清热、除烦"的功效。每百克蛏主要营养成分见表 5-1-11。

表 5-1-11 蛏主要营养成分（100g）

蛋白质 (g)	7.3	脂肪 (g)	0.3
热量 （kcal）	41	磷 (mg)	114
钙 (mg)	134	铁 (mg)	33.6

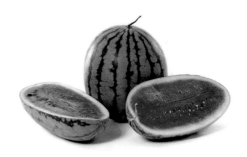

西瓜 xīguā

西瓜为葫芦科西瓜属植物西瓜的果瓤。中国各地栽培，品种甚多，外果皮、果肉及种子形式多样。西瓜含有大量葡萄糖、苹果酸、果糖、蛋白氨基酸、番茄素及丰富的维生素 C 等物质。西瓜除鲜食外，还可加工成各种冷饮和食品，如西瓜汁、蜜饯等。中医认为西瓜有"清热解暑、除烦止渴、利尿消肿"的功效。每百克西瓜主要营养成分见表 5-1-12。

表 5-1-12 西瓜主要营养成分（100g）

蛋白质 (g)	0.6	脂肪 (g)	0.1
热量 （kcal）	27	碳水化合物 (g)	5.8
钙 (mg)	8	铁 (mg)	0.3

推荐食谱

湿热体质套餐				
荤	素	汤品	点心	粥
荷叶蒸鸭	蒜茸马齿苋	芦根泥鳅汤	冬瓜赤豆沙	冬瓜苡仁粥

荤菜——荷叶蒸鸭

一、【原料】（2人份）

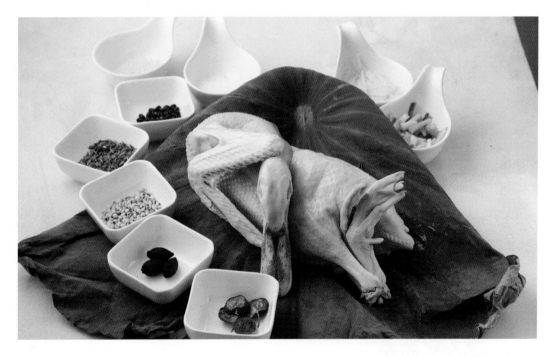

主料	鸭子	1000g（1只）		
辅料	鲜荷叶	30g（约2张）	栀子	6g
	赤小豆	20g	薏苡仁	20g
	干山楂	20g		
调料	小茴香	5g	生抽	25mL
	料酒	8mL	胡椒粉	5g
	大蒜	5g	生姜	10g（约3厚片）
	大葱	20g（约5段）	老抽	20mL

二、【做法】

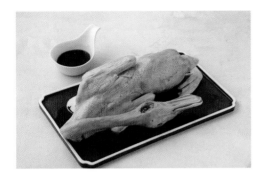

① 鸭子去内脏洗净，表面涂调料（生抽、老抽、料酒、胡椒粉、蒜汁、姜汁、葱段）腌制 3 小时。

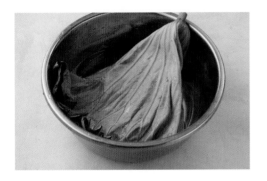

② 将鲜荷叶放入沸水中烫 5 分钟，捞出过凉待用。

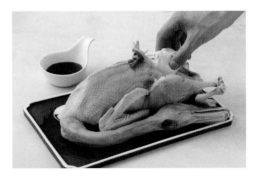

③ 将栀子、薏苡仁、赤小豆、山楂、小茴香等装入纱袋中，与腌制时剩余的调味品一起放入鸭腹内。

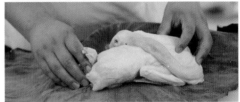

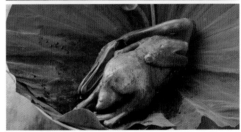

④ 将腌制过的鸭子用荷叶包裹扎线后放入蒸箱或蒸锅武火蒸 90 分钟，去荷叶和腹中调料，切块装盘食用。

三、【主要营养成分表】

荷叶蒸鸭主要营养成分见表 5-2-1。

表 5-2-1 荷叶蒸鸭主要营养成分（1 人份）

热量 (kcal)	1910.79	蛋白质 (g)	76.86
脂肪 (g)	155.14	碳水化合物 (g)	52.23
膳食纤维 (g)	1.9	微量元素 (mg)	钠 1815.46、钾 810.28、钙 54.59、镁 120.40

小贴士：

鸭子焯水时加入 3～4 片姜片，再冲洗干净，达到去腥的目的。

素菜——蒜蓉马齿苋

一、【原料】（2人份）

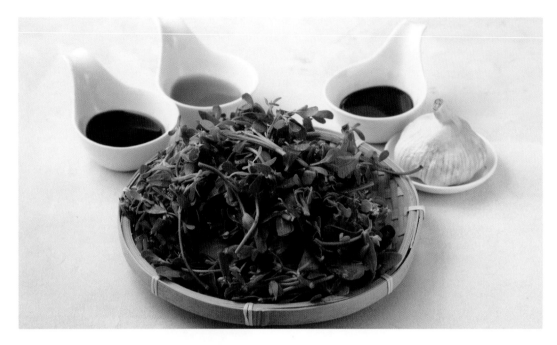

主料	鲜马齿苋		500g	
调料	生抽	3mL	大蒜	5g（约1瓣）
	麻油	5mL	醋	2mL
	盐		0.5g	

二、【做法】

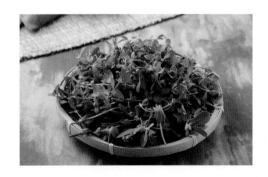

① 马齿苋摘洗干净。

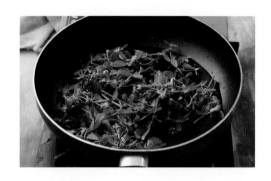

② 锅中加水烧开，放入马齿苋汆熟，将马齿苋汆熟后，放入凉水后控水捞出切断。

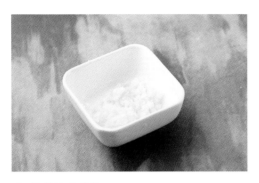

③ 将蒜捣成蒜蓉。

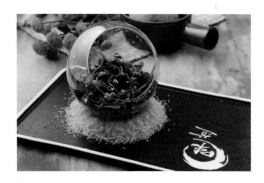

④ 将蒜蓉撒在切成段的马齿苋上，撒上盐，淋上少许生抽，醋，麻油，装盘食用。

三、【主要营养成分表】

蒜蓉马齿苋主要营养成分见表 5-2-2。

表 5-2-2　蒜蓉马齿苋主要营养成分（1 人份）

热量 (kcal)	96.26	蛋白质 (g)	5.96
脂肪 (g)	3.75	碳水化合物 (g)	10.50

小贴士：

马齿苋性寒，脾胃虚寒者、孕妇不宜食用。

汤品——芦根泥鳅汤

一、【原料】（2 人份）

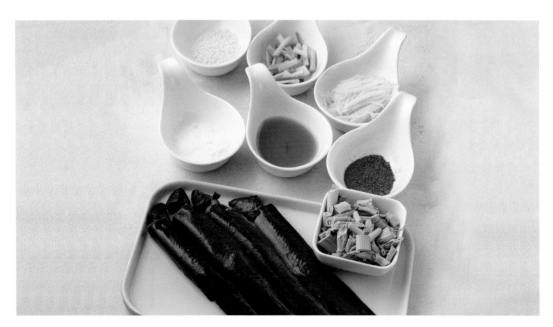

主料	鸽肉		200g		
辅料	干芦根		20g		
调料	料酒	3mL	大葱	5g（约2段）
	盐	5g	鸡精	2g
	胡椒粉	3mL	生姜	5g（约5片）

二、【做法】

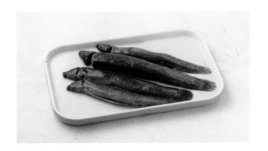

① 先将泥鳅用热水烫后，换水洗去黏液，剖腹去内脏，控干水分。

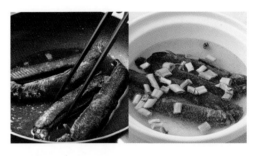

③ 冷油入锅，加葱、姜爆香，将泥鳅放入油锅煎至金黄色，加入黄酒去腥；后加纯净水750mL，放入芦根，武火煮沸后改文火煮。

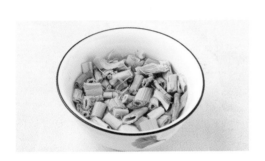

② 芦根洗净备用。

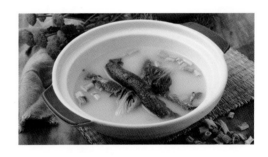

④ 文火煮至汤汁浓缩发白，用盐、鸡精、胡椒粉调味即可装盘。

三、【主要营养成分表】

芦根泥鳅汤主要营养成分见表 5-2-3。

表 5-2-3 芦根泥鳅汤主要营养成分（1 人份）

热量 (kcal)	104.58	蛋白质 (g)	18.22
脂肪 (g)	2.09	碳水化合物 (g)	3.40
膳食纤维 (g)	0.10	微量元素 (mg)	锌 2.80、磷 306.17、铜 0.10、铁 3.11

TIPS

小贴士：

泥鳅提前用盐水静养 1 小时，排出体内污物；芦根性寒，孕妇慎用。

点心——冬瓜赤豆沙

一、【原料】（2 人份）

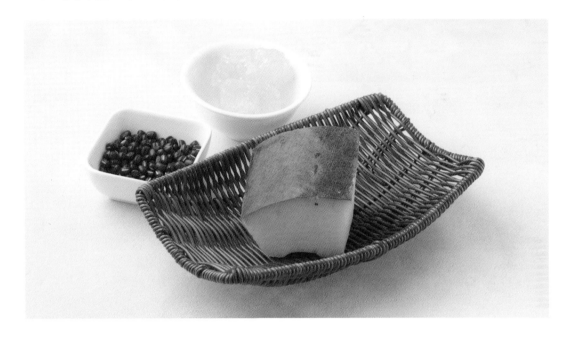

主料	赤小豆	100g
辅料	冬瓜	100g
调料	冰糖	50g

二、【做法】

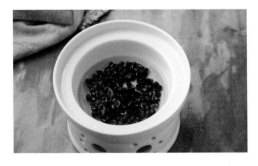

① 将冬瓜去皮切小块，红豆提前一个晚上用冷水泡好；将泡好的红豆加水 750mL 煮到红豆开化关火。

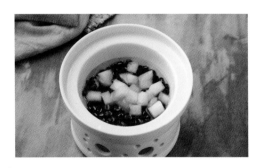

② 加入冬瓜，继续加热至红豆、冬瓜熟烂。

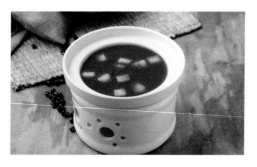

③ 放冰糖少许，煮好后放冰箱冷藏。

小贴士：

红豆需提前用冷水浸泡；根据个人喜好，可选择绿豆。

三、【主要营养成分表】

冬瓜赤豆沙主要营养成分见表 5-2-4。

表 5-2-4 冬瓜赤豆沙主要营养成分（一人份）

热量（kcal）	267.25	蛋白质（g）	10.30
脂肪（g）	0.40	碳水化合物（g）	57.83
膳食纤维（g）	4.20	微量元素（mg）	磷 158.50、锌 1.19、铜 0.37、铁 4.15

粥——冬瓜苡仁粥

一、【原料】（2 人份）

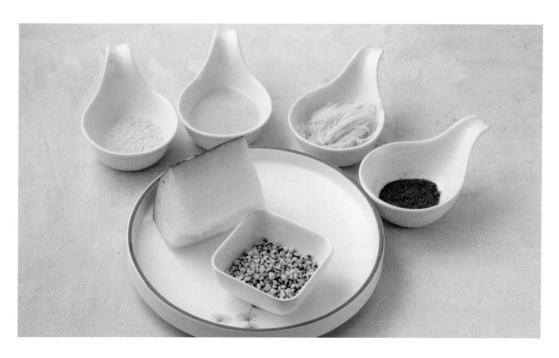

主料	冬瓜		300g	
辅料	薏苡仁		50g	
调料	生姜	3g（约3片）	胡椒粉	2g
	鸡精	1g	小葱	2g
	盐		1.5g	

二、【做法】

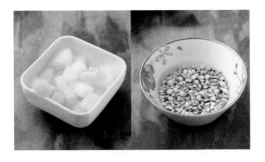

① 将冬瓜去皮，洗净，切成小块；薏米去杂洗净，用清水浸软备用。

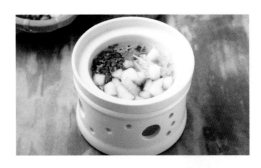

③ 加入冬瓜块，煮沸 5～7 分钟。

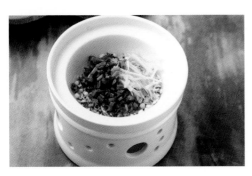

② 锅内加水适量，放入薏米、姜丝、葱，武火煮沸，改用文火煮 10 分钟。

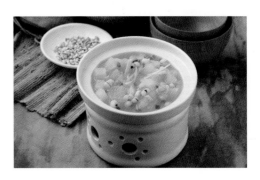

④ 根据个人口味加入盐、鸡精、胡椒粉等进行调味。

三、【主要营养成分表】

冬瓜苡仁粥主要营养成分见表 5-2-5。

表 5-2-5 冬瓜苡仁粥主要营养成分（1 人份）

热量 (kcal)	113.80	蛋白质 (g)	3.99
脂肪 (g)	1.18	碳水化合物 (g)	22.81
膳食纤维 (g)	1.63	微量元素 (mg)	铜 0.19、磷 74.94、铁 1.34、锌 0.55

TIPS

小贴士：

可根据个人口味加盐或糖调味。保留冬瓜皮一起煮粥可增强冬瓜利水消肿的功效。

血瘀体质
养生药膳

★ 体质概述

总体特征： 肤色晦暗，容易长斑，多疼痛；易烦、健忘；不耐寒邪；体形胖瘦均见。

易患疾病： 脂肪肝及痛证、血证、癌症等。

食养原则： 宜选用活血理气的中药材及食材进行调养。

饮食禁忌： 不宜过多食用油腻、寒凉食物；少吃盐和味精。

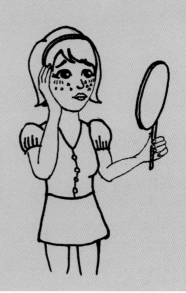

推荐中药材

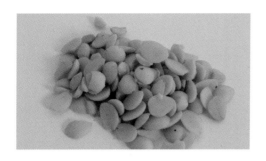

桃仁 táorén

本品为蔷薇科植物桃或山桃的干燥成熟种子。果实成熟后采收，除去果肉和核壳，取出种子，晒干。

【性味与归经】苦、甘，平。归心、肝、大肠经。

【功能与主治】活血祛瘀，润肠通便，止咳平喘。用于经闭痛经，癥瘕痞块，肺痈肠痈，跌扑损伤，肠燥便秘，咳嗽气喘。

【用量】9～15g。

【注意】孕妇慎用。

【贮藏】置阴凉干燥处，防蛀。

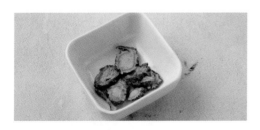

当归 dāngguī

本品为伞形科植物当归的干燥根。秋末采挖，除去须根和泥沙，待水分稍蒸发后，捆成小把，上棚，用烟火慢慢熏干。

【性味与归经】甘、辛，温。归肝、心、脾经。

【功能与主治】补血活血，调经止痛，润肠通便。用于血虚萎黄，眩晕心悸，月经不调，经闭痛经，虚寒腹痛，风湿痹痛，跌扑损伤，痈疽疮疡，肠燥便秘。酒当归活血通经。用于经闭痛经，风湿痹痛，跌扑损伤。

【用量】6～12g。

【贮藏】置阴凉干燥处，防潮，防蛀。

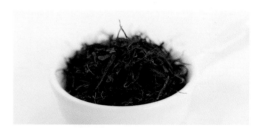

西红花 xīhónghuā

本品为鸢尾科植物番红花的干燥柱头。

【性味与归经】甘，平。归心、肝经。

【功能与主治】活血化瘀，凉血解毒，解郁安神。用于经闭癥瘕，产后瘀阻，温毒发斑，忧郁痞闷，惊悸发狂。

【用量】1～3g。

【注意】孕妇慎用。

【贮藏】置通风阴凉干燥处，避光，密闭。

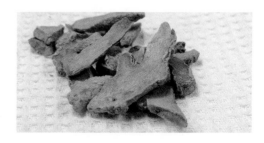

姜黄 jiānghuáng

本品为姜科植物姜黄的干燥根茎。冬季茎叶

枯萎时采挖，洗净，煮或蒸至透心，晒干，除去须根。

【性味与归经】辛、苦，温。归脾、肝经。

【功能与主治】破血行气，通经止痛。用于胸胁刺痛，胸痹心痛，痛经经闭，癥瘕，风湿肩臂疼痛，跌扑肿痛。

【用量】3～10g。

【贮藏】置阴凉干燥处。

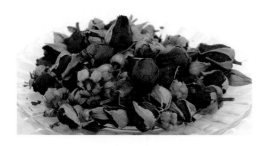

玫瑰花 méiguihuā

本品为蔷薇科植物玫瑰的干燥花蕾。春末夏初花将开放时分批采摘，及时低温干燥。

【性味与归经】甘、微苦，温。归肝、脾经。

【功能与主治】行气解郁，和血，止痛。用于肝胃气痛，食少呕恶，月经不调，跌扑伤痛。

【用量】3～6g。

【贮藏】密闭，置阴凉干燥处。

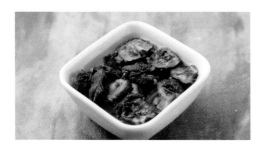

山楂 shānzhā

本品为蔷薇科植物山里红或山楂的干燥成熟果实。秋季果实成熟时采收，切片，干燥。

【性味与归经】酸、甘，微温。归脾、胃、肝经。

【功能与主治】消食健胃，行气散瘀，化浊降脂。用于肉食积滞，胃脘胀满，泻痢腹痛，瘀血经闭，产后瘀阻，心腹刺痛，胸痹心痛，疝气疼痛，高脂血症。焦山楂消食导滞作用增强。用于肉食积滞，泻痢不爽。

【用量】9～12g。

【贮藏】置通风干燥处，防蛀。

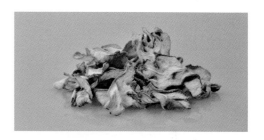

佛手 fóshǒu

本品为芸香科植物佛手的干燥果实。秋季果实尚未变黄或变黄时采收，纵切成薄片，晒干或低温干燥。

【性味与归经】辛、苦、酸，温。归肝、脾、胃、肺经。

【功能与主治】疏肝理气，和胃止痛，燥湿化痰。用于肝胃气滞，胸胁胀痛，胃脘痞满，食少呕吐，咳嗽痰多。

【用量】3～10g。

【贮藏】置阴凉干燥处，防霉，防蛀。

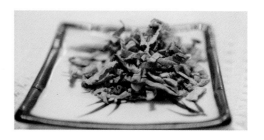

香橼 xiāngyuán

本品为芸香科植物枸橼或香橼的干燥成熟果

实。秋季果实成熟时采收，趁鲜切片，晒干或低温干燥。香橼亦可整个或对剖两半后，晒干或低温干燥。

【性味与归经】辛、苦、酸，温。归肝、脾、肺经。

【功能与主治】疏肝理气，宽中，化痰。用于肝胃气滞，胸胁胀痛，脘腹痞满，呕吐噫气，痰多咳嗽。

【用量】3～10g。

【贮藏】置阴凉干燥处，防霉，防蛀。

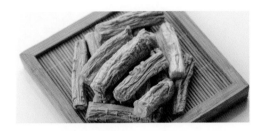

党参 dǎngshēn

本品为桔梗科植物党参、素花党参或川党参的干燥根。秋季采挖，洗净，晒干。

【性味与归经】甘，平。归脾、肺经。

【功能与主治】健脾益肺，养血生津。用于脾肺气虚，食少倦怠，咳嗽虚喘，气血不足，面色萎黄，心悸气短，津伤口渴，内热消渴。

【用量】9～30g。

【注意】不宜与藜芦同用。

【贮藏】置通风干燥处，防蛀。

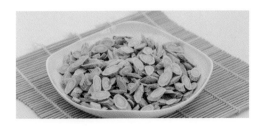

黄芪 huángqí

本品为豆科植物蒙古黄芪或膜荚黄芪的干燥

根。春、秋二季采挖，除去须根和根头，晒干。

【性味与归经】甘，微温。归肺、脾经。

【功能与主治】补气升阳，固表止汗，利水消肿，生津养血，行滞通痹，托毒排脓，敛疮生肌。用于气虚乏力，食少便溏，中气下陷，久泻脱肛，便血崩漏，表虚自汗，气虚水肿，内热消渴，血虚萎黄，半身不遂，痹痛麻木，痈疽难溃，久溃不敛。

【用量】9～30g。

【贮藏】置通风干燥处，防潮，防蛀。

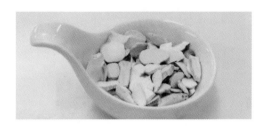

山药 shānyào

本品为薯蓣科植物薯蓣的干燥根茎。冬季茎叶枯萎后采挖，切去根头，洗净，除去外皮和须根，干燥，习称"毛山药片"；或除去外皮，趁鲜切厚片，干燥，称为"山药片"；也有选择肥大顺直的干燥山药，置清水中，浸至无干心，闷透，切齐两端，用木板搓成圆柱状，晒干，打光，习称"光山药"。

【性味与归经】甘，平。归脾、肺、肾经。

【功能与主治】补脾养胃，生津益肺，补肾涩精。用于脾虚食少，久泻不止，肺虚喘咳，肾虚遗精，带下，尿频，虚热消渴。麸炒山药补脾健胃，用于脾虚食少，泄泻便溏，白带过多。

【用量】15～30g。

【贮藏】置通风干燥处，防蛀。

推荐食材

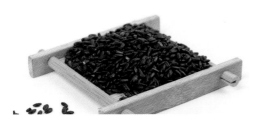

黑米 hēimǐ

黑米是由禾本科植物稻经长期培育形成的一类特色品种。多产于我国陕西、贵州、湖南等地。秋季成熟后采集，去除杂质，晒干备用。黑米含丰富的蛋白质、微量元素、维生素 E 等成分。黑米除煮粥外还可制作各种营养食品和酿酒。中医认为黑米具有"活血化瘀、健脾暖肝、滋阴补肾"的功效。每百克黑米主要营养成分见表 6-1-1。

表 6-1-1 黑米主要营养成分（100g）

蛋白质 (g)	8.3	脂肪 (g)	1.7
热量（kcal）	354	钾 (mg)	219
钙 (mg)	13	铁 (mg)	3.9

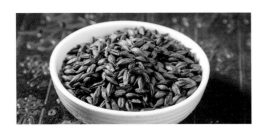

大麦 dàmài

大麦为禾本科草本植物大麦的种子。我国各地均有栽培。夏季采收成熟果实，晒干去皮壳备用。大麦营养成分较为丰富，含有淀粉、蛋白质、钙、磷、维生素等成分。大麦可煎汤、煮粥，还可加工熬炼麦芽糖。中医认为大麦具有"行气健脾、益气和胃、除热止渴"的功效。每百克大麦主要营养成分见表 6-1-2。

表 6-1-2 大麦主要营养成分（100g）

蛋白质 (g)	10.2	脂肪 (g)	1.4
热量（kcal）	352	膳食纤维 (g)	9.9
钙 (mg)	66	铁 (mg)	6.4

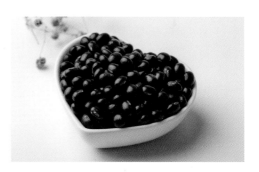

黑豆 hēidòu

黑豆又称乌豆、冬豆子，为豆科植物大豆的黑色种子。全国大部分地区有栽培。秋季果实成熟时采收，晒干。黑豆食用方法多种多样，可制作豆浆，或同谷物配合煮粥，还可加工成豆卷、豆豉等。中医认为黑豆有"滋阴补肾、补血明目、除湿利水"的功效。每百克黑豆主要营养成分见表 6-1-3。

表 6-1-3 黑豆主要营养成分（100g）

蛋白质 (g)	36	脂肪 (g)	15.9
热量（kcal）	424	膳食纤维 (g)	10.2
钙 (mg)	224	铁 (mg)	7

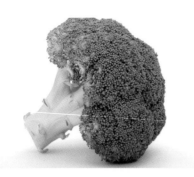

青花菜 qīnghuācài

又名青花椰菜、西蓝花，为十字花科芸薹属植物青花菜的花球。我国南北均有栽培。洗净鲜用。青花菜营养齐全，维生素、矿物质、蛋白质含量丰富，并含有抗癌物质葡萄糖异硫氰酸盐。青花菜可做色拉、炒菜、凉拌或做汤。中医认为青花菜具有"活血养血、健脾养胃"的功效。每百克青花菜主要营养成分见表 6-1-4。

表 6-1-4 青花菜主要营养成分（100g）

蛋白质 (g)	4.1	脂肪 (g)	0.6
热量（kcal）	39	膳食纤维 (g)	1.6
钙 (mg)	67	铁 (mg)	1.0

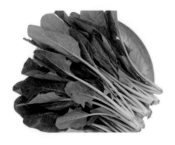

菠菜 bōcài

菠菜属藜科菠菜属植物菠菜的茎叶。全国各地均有栽培。冬春可采，洗净鲜用。菠菜富含类胡萝卜素、维生素 C、维生素 K、矿物质（钙质、铁质等）、辅酶 Q_{10} 等多种营养素。菠菜可用来烧汤、凉拌、单炒、和配荤菜合炒或垫盘。中医认为菠菜具有"养血，止血，敛阴，润燥"的功效。每百克菠菜主要营养成分见表 6-1-5。

表 6-1-5 菠菜主要营养成分（100g）

蛋白质 (g)	2.6	脂肪 (g)	0.3
热量（kcal）	32	膳食纤维 (g)	1.7
钙 (mg)	66	铁 (mg)	2.9

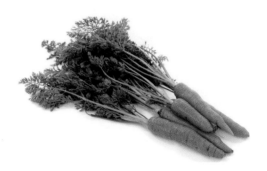

胡萝卜 húluóbo

为伞形胡萝卜属植物胡萝卜的根。全国各地广泛栽培。冬季采挖根部，除去茎叶、须根，洗净。胡萝卜是一种质脆味美、营养丰富的家常蔬菜，素有"小人参"之称。胡萝卜富含糖类、脂肪、挥发油、胡萝卜素、维生素 A、维生素 B_1、维生素 B_2、花青素、钙、铁等营养成分。另含果胶、淀粉、无机盐和多种氨基酸。胡萝卜可生食、凉拌、炒食、煮粥等。中医认为胡萝卜具有"健脾养胃、养肝明目、化痰止咳、清热解毒"的功效。每百克胡萝卜主要营养成分见表 6-1-6。

表 6-1-6 胡萝卜主要营养成分（100g）

蛋白质 (g)	1.4	脂肪 (g)	0.2
热量（kcal）	49	膳食纤维 (g)	3.2
钙 (mg)	32	铁 (mg)	0.5

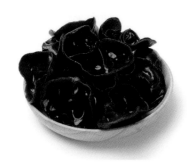

黑木耳 hēimùěr

黑木耳又名黑菜、木耳、云耳，为木耳科、木耳属胶质真菌。黑木耳是一种营养丰富的食用菌，蛋白质、维生素和铁的含量较高。黑木耳可制作多种菜肴，用作主料或配料皆可，可凉拌、炒菜、做汤。中医认为黑木耳具有"活血补血止血，润肺益胃，润燥利肠，舒筋活络，轻身强志"的功效。每百克黑木耳主要营养成分见表 6-1-7。

表 6-1-7 黑木耳主要营养成分（100g）

蛋白质 (g)	12.1	脂肪 (g)	1.5
热量（kcal）	329	膳食纤维 (g)	29.9
钙 (mg)	247	铁 (mg)	97.4

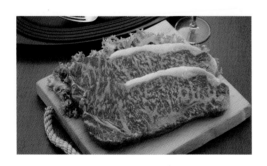

牛肉 niúròu

含有丰富的蛋白质，氨基酸组成比猪肉更接近人体需要，能提高机体抗病能力。牛肉各部位肉质不同，应根据烹调方法而选择，如红烧、煨汤、爆炒、炖、烤等。中医认为牛肉有"安中益气、养脾胃，补虚壮健、强筋骨，消水肿、除湿气"的功效。每百克牛肉主要营养成分见表 6-1-8。

表 6-1-8 牛肉主要营养成分（100g）

热量（kcal）	19.9	蛋白质 (g)	4.2
脂肪 (g)	126	镁 (mg)	20
钙 (mg)	23	铁 (mg)	3.3

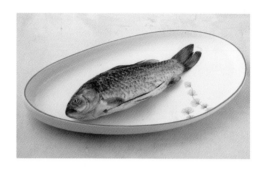

鲫鱼 jìyú

为鲤鱼科鲫鱼属动物。我国大部分地区均有分布。捕捞后，除去鳞、鳃及内脏，洗净鲜用。鲫鱼营养丰富，蛋白质含量高，并含人体必需的氨基酸、矿物质、多种维生素。鲫鱼可煨汤、红烧，煮食。中医认为鲫鱼具有"益气健脾、利水消肿、清热解毒、通络下乳"的功效。每百克鲫鱼主要营养成分见表 6-1-9。

表 6-1-9 鲫鱼主要营养成分（100g）

蛋白质 (g)	17.1	脂肪 (g)	2.7
热量（kcal）	109	锌 (mg)	1.94
钙 (mg)	79	铁 (mg)	1.3

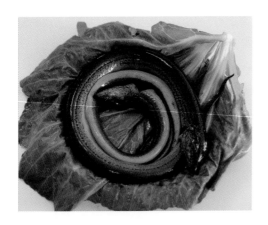

鳝鱼 shànyú

鳝鱼，又名黄鳝，为合鳃科黄鳝属动物黄鳝的肉。除西北地区及东北北部外，各地均有分布。多鲜食或加工成罐头、鱼干等。鳝鱼含"黄鳝鱼素"，对血糖有良好的调节作用。中医认为鳝鱼具有"益气血，补肝肾，强筋骨，祛风湿"的功效。每百克鳝鱼主要营养成分见表6-1-10。

表 6-1-10 鳝鱼主要营养成分（100g）

蛋白质 (g)	18	脂肪 (g)	1.4
热量（kcal）	90	锌 (mg)	1.97
钙 (mg)	42	铁 (mg)	2.5

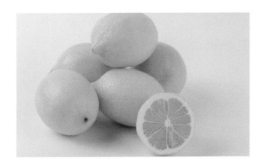

柠檬 níngméng

柠檬又称柠果、洋柠檬、益母果等，为双子叶植物纲芸香科柑橘属植物。柠檬产于长江以南，含有丰富的柠檬酸及维生素C，其果实汁多肉脆，有浓郁的芳香气。柠檬可用来制作饮料、蜜饯，也可作为菜肴的原料，还可加工为柠檬

片，代茶饮用。中医认为柠檬有"生津、止渴、祛暑、安胎"的功效。每百克柠檬主要营养成分见表6-1-11。

表 6-1-11 柠檬主要营养成分（100g）

蛋白质 (g)	1.1	脂肪 (g)	1.2
热量（kcal）	40	膳食纤维 (g)	1.3
钙 (mg)	101	铁 (mg)	0.8

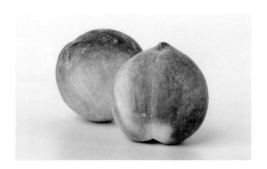

桃子 táozi

为蔷薇科桃属植物桃或山桃的果实。全国各地广泛栽培。桃子含有丰富的蛋白质、维生素、微量元素，尤其铁的含量较搞。桃子可鲜食，作辅食，制酱、榨汁或桃罐头，还可用于甜品、甜菜的配料。中医认为桃子有"生津润肠、活血消积"的功效。每百克桃子主要营养成分见表6-1-12。

表 6-1-12 桃子主要营养成分（100g）

蛋白质 (g)	0.9	脂肪 (g)	0.1
热量（kcal）	54	膳食纤维 (g)	0.8
钙 (mg)	6	铁 (mg)	0.8

推荐食谱

血瘀体质套餐				
荤	素	汤品	点心	粥
当归母鸡煲	山楂豆腐	姜黄蛋羹	红花当归饼	桃仁粥

荤菜——当归母鸡煲

一、【原料】（2人份）

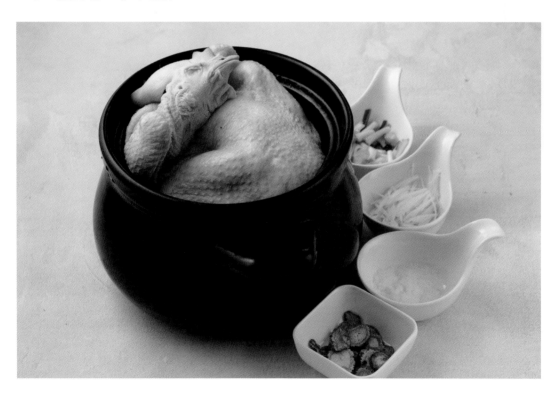

主料	鸡肉		500g	
辅料	当归		5g	
调料	小葱	3g	生姜	5g（约5片）
	盐		5g	

二、【做法】

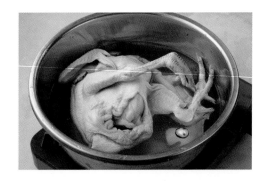

① 将鸡放入盛有沸水的锅中焯水 3 分钟,取出洗净。

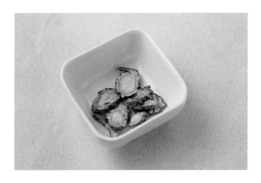

② 当归洗净,切片。

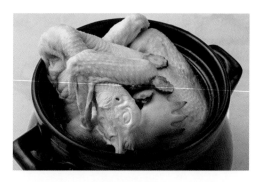

③ 将鸡、当归放入砂锅内,加入开水 1500mL 或适量,武火煮 30 分钟,改文火炖 60 分钟。

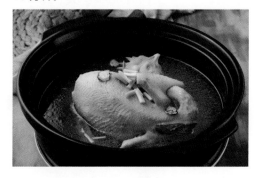

④ 加入葱、姜、盐等调味品即可。

三、【主要营养成分表】

当归母鸡煲主要营养成分见表 6-2-1。

表 6-2-1 当归母鸡煲主要营养成分（1 人份）

热量 (kcal)	311.20	蛋白质 (g)	52.06
脂肪 (g)	11.25	碳水化合物 (g)	0.21
膳食纤维 (g)	0.06	微量元素 (mg)	钾 697.94

TIPS

小贴士:

宜选用老母鸡,炖的时间要长,如需中途加水要用开水。葱的作用是去腥,可根据个人喜好选用大葱或小葱。

素菜——山楂豆腐

一、【原料】（2人份）

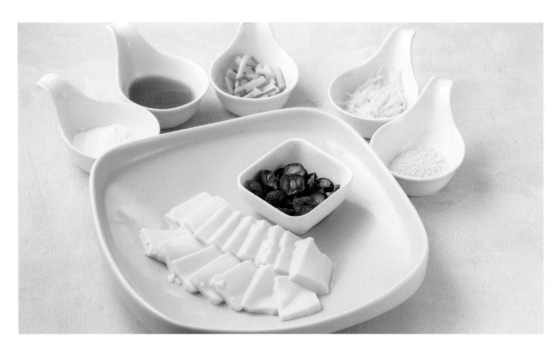

主料	豆腐	400g		
辅料	干山楂	20g		
调料	玉米油	10g	小葱	3g
	生姜	5g（约5片）	盐	2g
	味精	2g		

二、【做法】

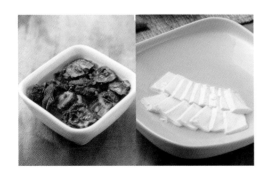

① 将豆腐切片，放沸水锅中焯一下，捞出；山楂洗净，去核、泡水，备用；葱姜洗净后切好备用。

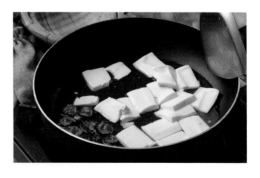

② 锅中放入少量油，大火烧至六成热，爆香葱花、姜丝后，下入豆腐丁、山楂，翻炒。

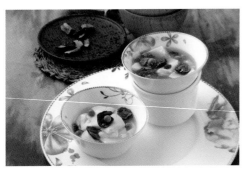

③ 加盐、味精炒匀即可出锅。

三、【主要营养成分表】

山楂豆腐主要营养成分见表 6-2-2。

表 6-2-2 山楂豆腐主要营养成分（1 人份）

热量（kcal）	223.19	蛋白质（g）	16.71
脂肪（g）	12.45	碳水化合物(g)	11.53
膳食纤维（g）	1.2	微量元素(mg)	磷 242.36、锌 2.28、铜 0.57、铁 4.04

小贴士：

豆腐块可先用油煎黄，山楂不宜与海鲜、人参、柠檬同食。

汤品——姜黄蛋羹

一、【原料】（2 人份）

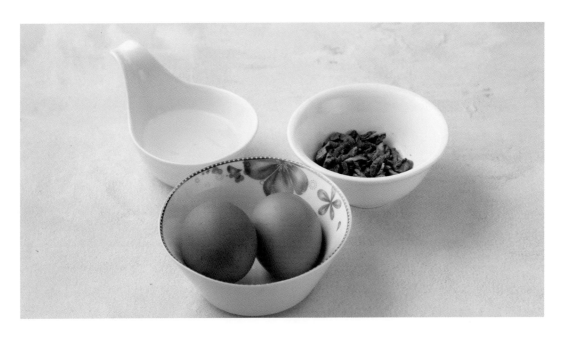

主料	鸡蛋	140g（约2个）
辅料	姜黄	15g
调料	甜酒酿	300mL

二、【做法】

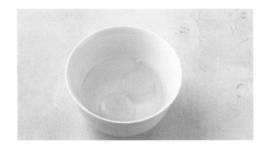

① 将鸡蛋磕入碗中打散成蛋液。

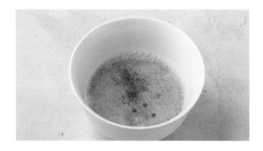

③ 将姜黄磨成粉后放入蛋液中。

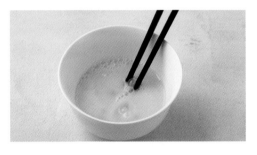

② 加入甜酒酿搅匀，静置约10分钟后撇去表面泡沫。

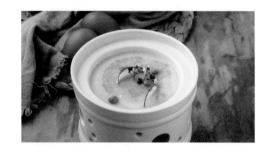

④ 盛蛋羹液的碗放入蒸锅中，盖上锅盖，以中火烧开后再蒸约10分钟或至蛋液凝固即可。

三、【主要营养成分表】

姜黄蛋羹主要营养成分见表6-2-3。

表 6-2-3 姜黄蛋羹主要营养成分（1人份）

热量 (kcal)	87.90	蛋白质 (g)	8.43
脂肪 (g)	5.28	碳水化合物 (g)	1.68
膳食纤维 (g)	0	微量元素 (mg)	铁 1.35、铜 0.09、磷 0.78、锌 0.66

TIPS

小贴士：

① 酒酿宜温热后再加入到蛋液中，沿顺时针方向轻轻搅拌，力量不宜大，避免蛋液起泡，这样可使蒸出来的蛋羹嫩滑；
② 姜黄有破血行气的功效，故孕妇慎服。

点心——红花当归饼

一、【原料】（2 人份）

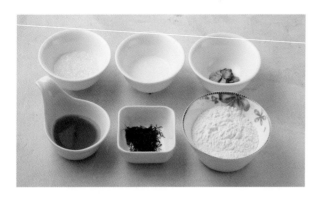

小贴士：

① 在压面饼时，可适当添加些色拉油，这样烙的饼会更香软；

② 西红花具有活血化瘀的功效，孕妇及经期、有出血倾向者慎用。

主料	面粉	150g		
辅料	西红花	1g	当归	2g
调料	绵白糖	20g	牛奶	75mL
	玉米油	5mL		

二、【做法】

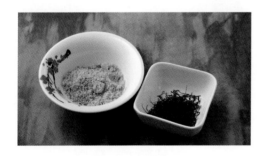

① 将西红花、当归研为粉末。

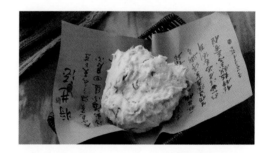

② 倒入牛奶，与绵白糖、面粉和匀。

三、【主要营养成分表】

红花当归饼主要营养成分见表 6-2-4。

表 6-2-4 红花当归饼主要营养成分（1 人份）

热量 (kcal)	352.98	蛋白质 (g)	10.36
脂肪 (g)	4.81	碳水化合物 (g)	67.36
膳食纤维 (g)	0.3	微量元素 (mg)	钾 137.13、磷 113.63

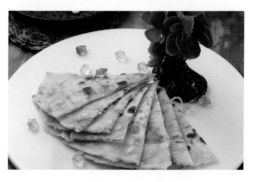

③ 将面团压成薄饼状，取锅上旺火，倒入油烧至 5 成热，放入面饼，煎至两面黄色，切片、即可装盘。

粥——桃仁粥

一、【原料】（2 人份）

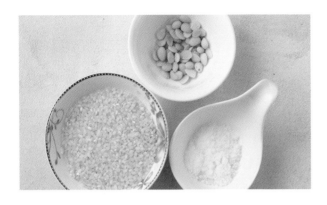

小贴士：

① 可将桃仁捣烂成泥，这样可使粥品的口感更绵绸；

② 桃仁具有活血祛瘀的功效，月经过多者及孕妇慎用。

主料	粳米	100g
辅料	桃仁	10g
调料	绵白糖	20g

二、【做法】

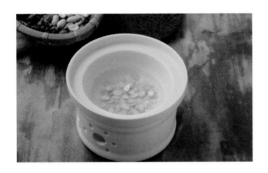

① 桃仁浸泡后，去皮弃尖，洗净后加入 750mL 冷水，武火煮沸，改文火慢煎 30 分钟。

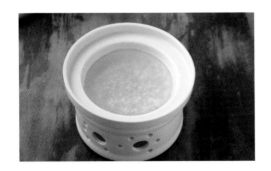

② 将粳米洗净，加入药汁中煮至黏稠。

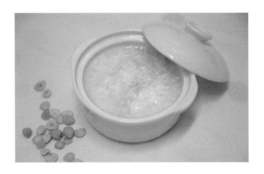

③ 加糖调味即可食用。

三、【主要营养成分表】

桃仁粥主要营养成分见表 6-2-5。

表 6-2-5 桃仁粥主要营养成分（1 人份）

热量 (kcal)	228.55	蛋白质 (g)	3.67
脂肪 (g)	2.08	碳水化合物 (g)	48.87
膳食纤维 (g)	1.65	微量元素 (mg)	铜 0.13、锌 0.54、磷 43.45、铁 0.47

气郁体质
养生药膳

★ 体质概述

总体特征：神情抑郁、情感脆弱，寡欲少欢，喜叹气；性格内向不稳定、敏感多疑；对精神刺激适应能力较差，不适应阴雨等阴冷、潮湿天气；形体瘦者为多。

易患疾病：脏躁、梅核气、月经不调、更年期综合征、乳腺小叶增生及郁证等。

食养原则：宜选用疏肝理气、解郁活血的中药材及食材进行调养。

饮食禁忌：忌吃收敛酸涩及寒凉食物。

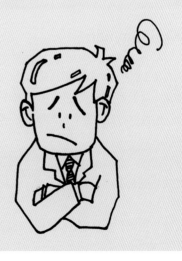

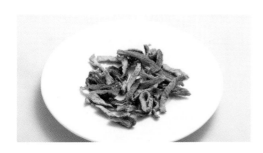

陈皮 chénpí

本品为芸香科植物橘及其栽培变种的干燥成熟果皮。药材分为"陈皮"和"广陈皮"。采摘成熟果实，剥取果皮，晒干或低温干燥。

【**性味与归经**】苦、辛，温。归肺、脾经。
【**功能与主治**】理气健脾，燥湿化痰。用于脘腹胀满，食少吐泻，咳嗽痰多。
【**用量**】3～10g。
【**贮藏**】置阴凉干燥处，防霉，防蛀。

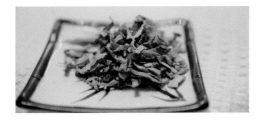

香橼 xiāngyuán

本品为芸香科植物枸橼或香橼的干燥成熟果实。秋季果实成熟时采收，趁鲜切片，晒干或低温干燥。香橼亦可整个或对剖两半后，晒干或低温干燥。

【**性味与归经**】辛、苦、酸，温。归肝、脾、肺经。
【**功能与主治**】疏肝理气，宽中，化痰。用于

肝胃气滞，胸胁胀痛，脘腹痞满，呕吐噫气，痰多咳嗽。
【**用量**】3～10g。
【**贮藏**】置阴凉干燥处，防霉，防蛀。

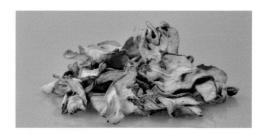

佛手 fóshǒu

本品为芸香科植物佛手的干燥果实。秋季果实尚未变黄或变黄时采收，纵切成薄片，晒干或低温干燥。

【**性味与归经**】辛、苦、酸，温。归肝、脾、胃、肺经。
【**功能与主治**】疏肝理气，和胃止痛，燥湿化痰。用于肝胃气滞，胸胁胀痛，胃脘痞满，食少呕吐，咳嗽痰多。
【**用量**】3～10g。
【**贮藏**】置阴凉干燥处，防霉，防蛀。

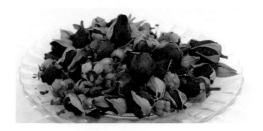

玫瑰花 méiguihuā

本品为蔷薇科植物玫瑰的干燥花蕾。春末夏初花将开放时分批采摘，及时低温干燥。

【性味与归经】甘、微苦，温。归肝、脾经。

【功能与主治】行气解郁，和血，止痛。用于肝胃气痛，食少呕恶，月经不调，跌扑伤痛。

【用量】3～6g。

【贮藏】密闭，置阴凉干燥处。

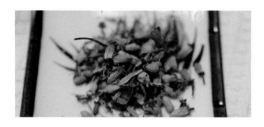

代代花 dàidàihuā

本品为芸香科植物代代花的花蕾。5—6月花未开放时分批采摘，及时干燥。以完整、色黄白、香气浓者为佳。

【性味与归经】甘、微苦，平，归肝、胃经。

【功能与主治】理气宽中，开胃止呕，用于治疗胸腹满闷胀痛、恶心呕吐、食积不化等。

【用量】3～6g。

【贮藏】密闭，置阴凉干燥处。

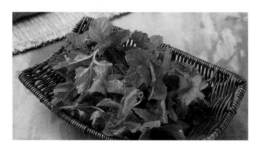

薄荷 bòhe

本品为唇形科植物薄荷的干燥地上部分。夏、秋二季茎叶茂盛或花开至三轮时，选晴天，分次采割，晒干或阴干。

【性味与归经】辛，凉。归肺、肝经。

【功能与主治】疏散风热，清利头目，利咽，透疹，疏肝行气。用于风热感冒，风温初起，

头痛，目赤，喉痹，口疮，风疹，麻疹，胸胁胀闷。

【用量】3～6g。

【贮藏】置阴凉干燥处。

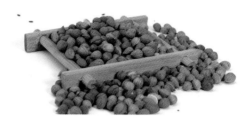

郁李仁 yùlǐrén

本品为蔷薇科植物欧李、郁李或长柄扁桃的干燥成熟种子。前二种习称"小李仁"，后一种习称"大李仁"。夏、秋二季采收成熟果实，除去果肉和核壳，取出种子，干燥。

【性味与归经】辛、苦、甘，平。归脾、大肠、小肠经。

【功能与主治】润肠通便，下气利水。用于津枯肠燥，食积气滞，腹胀便秘，水肿，脚气，小便不利。

【用量】6～10g。

【注意】孕妇慎用。

【贮藏】置阴凉干燥处，防蛀。

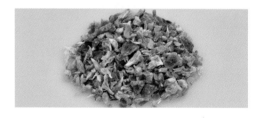

薤白 xièbái

本品为百合科植物小根蒜或薤的干燥鳞茎。夏、秋二季采挖，洗净，除去须根，蒸透或置沸水中烫透，晒干。

【性味与归经】辛、苦，温。归心、肺、胃、大肠经。

【功能与主治】通阳散结，行气导滞。用于胸痹心痛，脘腹痞满胀痛，泻痢后重。

【用量】5～10g。

【贮藏】置干燥处，防蛀。

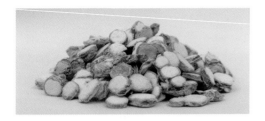

山奈 shānnài

本品为姜科植物山奈的干燥根茎。冬季采挖，洗净，除去须根，切片，晒干。

【性味与归经】辛，温。归胃经。

【功能与主治】行气温中，消食，止痛。用于胸膈胀满，脘腹冷痛，饮食不消。

【用量】6～9g。

【贮藏】置阴凉干燥处。

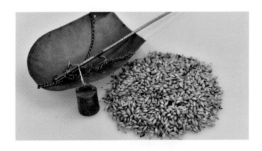

麦芽 màiyá

本品为禾本科植物大麦的成熟果实经发芽干燥的炮制加工品。将麦粒用水浸泡后，保持适宜温、湿度，待幼芽长至约5mm时，晒干或低温干燥。

【性味与归经】甘，平。归脾、胃经。

【功能与主治】行气消食，健脾开胃，回乳消胀。用于食积不消，脘腹胀痛，脾虚食少，乳汁郁积，乳房胀痛，妇女断乳，肝郁胁痛，肝胃气痛。生麦芽健脾和胃，疏肝行气，用于脾虚食少，乳汁郁积；炒麦芽行气消食回乳，

用于食积不消，妇女断乳；焦麦芽消食化滞，用于食积不消，脘腹胀痛。

【用量】10～15g。

【贮藏】置通风干燥处，防蛀。

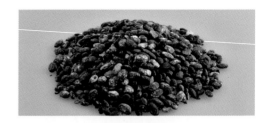

淡豆豉 dàndòuchǐ

本品为豆科植物大豆的干燥成熟种子（黑豆）的发酵加工品。

【性味与归经】苦、辛，凉。归肺、胃经。

【功能与主治】解表，除烦，宣发郁热。用于感冒，寒热头痛，烦躁胸闷，虚烦不眠。

【用量】6～12g。

【贮藏】置通风干燥处，防蛀。

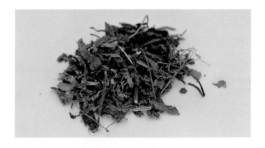

紫苏叶 zǐsūyè

本品为唇形科植物紫苏的干燥叶（或带嫩枝）。夏季枝叶茂盛时采收，除去杂质，晒干。

【性味与归经】辛，温。归肺、脾经。

【功能与主治】解表散寒，行气和胃。用于风寒感冒，咳嗽呕恶，妊娠呕吐，鱼蟹中毒。

【用量】5～10g。

【贮藏】置阴凉干燥处。

推荐食材

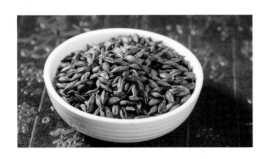

大麦 dàmài

大麦为禾本科草本植物大麦的种子。我国各地均有栽培。夏季采收成熟果实，晒干去皮壳备用。大麦营养成分较为丰富，含有淀粉、蛋白质、钙、磷、维生素等成分。大麦可煎汤、煮粥，还可加工熬炼麦芽糖。中医认为大麦具有"行气健脾、益气和胃、除热止渴"的功效。每百克大麦主要营养成分见表 7-1-1。

表 7-1-1 大麦主要营养成分（100g）

蛋白质 (g)	10.2	脂肪 (g)	1.4
热量（kcal）	352	膳食纤维 (g)	9.9
钙 (mg)	66	铁 (mg)	6.4

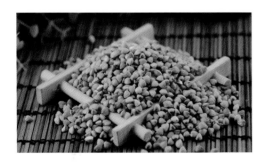

荞麦 qiáomài

荞麦又称乌麦、三角麦、玉麦，是蓼科植物荞麦的种仁。秋季成熟后采集，去除杂质，晒干去皮壳备用。荞麦含有丰富的膳食纤维，其含量是一般精制大米的10倍；荞麦含有的铁、锰、锌等微量元素也比一般谷物丰富，被誉为"高营养保健食品"。荞麦可磨粉食用，做面饼、面包、菜团子等，亦可熬粥。中医认为荞麦具有"清热除湿、开胃宽肠、下气消积"的功效。每百克荞麦主要营养成分见表 7-1-2。

表 7-1-2 荞麦主要营养成分（100g）

蛋白质 (g)	9.3	脂肪 (g)	2.3
热量（kcal）	355	膳食纤维 (g)	13.3
钙 (mg)	47	锌 (mg)	3.62

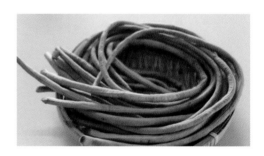

豇豆 jiāngdòu

豇豆为豆科、豇豆属草本植物。全国大部分地区有栽培。夏季采集带荚嫩果或秋后采集成熟的种子。豇豆含大量淀粉、蛋白质、磷脂、多种维生素等。豇豆可炒食、煎汤、煮食。中医认为豇豆有"行气利湿、健脾补肾涩精"的功效。每百克豇豆主要营养成分见表 7-1-3。

表 7-1-3 豇豆主要营养成分（100g）

蛋白质 (g)	2.9	脂肪 (g)	0.3
热量（kcal）	38	膳食纤维 (g)	1.8
钙 (mg)	27	铁 (mg)	0.5

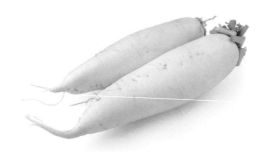

白萝卜 báiluóbo

白萝卜为十字花科萝卜属植物的鲜根。全国各地均有栽培。秋冬采挖鲜根，除去茎叶、须根，洗净。萝卜中含有丰富的维生素 A、维生素 C 等各种维生素，含芥子油、淀粉酶和粗纤维，具有促进消化，增强食欲，加快胃肠蠕动和止咳化痰的作用。白萝卜可生食、凉拌、熟食，适合多种烹法，如烧、炖、煮，还可腌制、制酱，做成多种萝卜制品。中医认为白萝卜具有"行气化痰、消食化滞、清热生津、开胃健脾"的功效。每百克白萝卜主要营养成分见表 7-1-4。

表 7-1-4 白萝卜主要营养成分（100g）

蛋白质 (g)	0.9	脂肪 (g)	0.1
热量（kcal）	25	膳食纤维 (g)	1.6
钙 (mg)	36	铁 (mg)	0.5

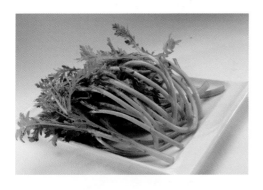

茼蒿 tónghāo

茼蒿为菊科茼蒿属植物茼蒿的嫩茎叶。我国南方普遍有栽培。冬、春、夏皆可采收，除

去泥土，洗净鲜用。茼蒿气味芳香，含有丰富的维生素、胡萝卜素、多种氨基酸、脂肪、蛋白质及较高量的钠、钾等矿物质。茼蒿可凉拌、炒食、涮食等。中医认为茼蒿具有"行气消痰、养胃安心"的功效。每百克茼蒿主要营养成分见表 7-1-5。

表 7-1-5 茼蒿主要营养成分（100g）

蛋白质 (g)	1.9	脂肪 (g)	0.3
热量（kcal）	26	膳食纤维 (g)	1.2
钙 (mg)	73	铁 (mg)	2.5

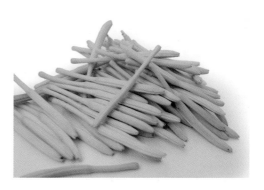

金针菜 jīnzhēncài

又名黄花菜、萱草花，为百合科萱草属植物黄花菜的花蕾。我国南北各地均有栽培。春夏花将开时采收，鲜用，或直接晒干备用。金针菜碳水化合物、蛋白质、脂肪三大营养物质含量丰富。金针菜可凉拌、炒、煲汤等。中医认为金针菜具有"行气解郁、利湿解毒、清心安神"的功效。每百克金针菜主要营养成分见表 7-1-6。

表 7-1-6 金针菜主要营养成分（100g）

蛋白质 (g)	19.4	脂肪 (g)	1.4
热量（kcal）	233	膳食纤维 (g)	7.7
钙 (mg)	301	铁 (mg)	8.1

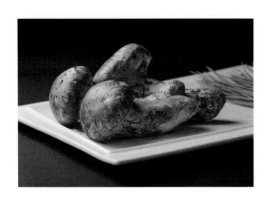

松口蘑 sōngkǒumó

松口蘑又称松茸、松菇。是真菌科口菌属食用菌。我国吉林、黑龙江、云南、广西等地区有分布。春末、秋末采收，洗净鲜用，或晒干用。松口蘑营养丰富，含有蛋白质、脂肪、纤维素、维生素等多种人体所需元素。松口蘑的食用方法多样，可炒、可煮、可蒸，荤素皆宜。中医认为松口蘑具有"理气止痛、补益脾胃"的功效。每百克松口蘑主要营养成分见表 7-1-7。

表 7-1-7 松口蘑主要营养成分（100g）

蛋白质 (g)	20.3	脂肪 (g)	3.2
热量（kcal）	307	膳食纤维 (g)	47.8
钙 (mg)	14	铁 (mg)	86

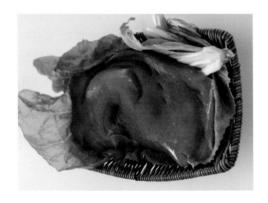

猪肝 zhūgān

为猪科动物猪的肝脏。猪宰杀后，剖腹取肝，洗净鲜用或冷藏。猪肝是补血食品中最为常用的食物，含有丰富的营养物质，它富含维生素 A 和微量元素铁、锌、铜等。猪肝质细嫩，适合炒、煎、烧、卤、煮等。中医认为猪肝有"补血、养血、明目"的功效。每百克猪肝主要营养成分见表 7-1-8。

表 7-1-8 猪肝主要营养成分（100g）

蛋白质 (g)	19.3	脂肪 (g)	3.5
热量 (kcal)	130	膳食纤维 (g)	0
钙 (mg)	6	铁 (mg)	22.6

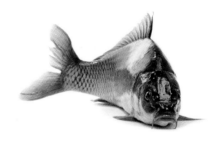

鲤鱼 lǐyú

为鲤鱼科鲫鱼属动物鲤的肉或全体。我国大部分地区均有分布。捕捞后，除去鳞、鳃及内脏，洗净鲜用。鲤鱼营养丰富，蛋白质含量高，并含人体必要的氨基酸、矿物质、多种维生素。鲤鱼可煮粥、煨汤、红烧，炸食。中医认为鲤鱼具有"健脾补虚、利水消肿、化痰止咳、通络安胎"的功效。每百克鲤鱼主要营养成分见表 7-1-9。

表 7-1-9 鲤鱼主要营养成分（100g）

蛋白质 (g)	17.6	脂肪 (g)	4.1
热量（kcal）	110	锌 (mg)	2.08
钙 (mg)	50	铁 (mg)	1.0

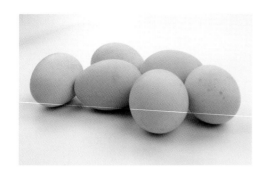

鸭蛋 yādàn

鸭蛋又名鸭子、鸭卵等，为鸭科动物家鸭的卵。取鸭蛋鲜用，或加工成咸蛋、皮蛋。鸭蛋营养价值较高，主要含蛋白质、脂肪、钙、磷、铁、钾、钠、氯等成分。鸭蛋可煮食或腌制。中医认为鸭蛋有"滋阴清热、生津益胃"的功效。每百克鸭蛋主要营养成分见表7-1-10。

表 7-1-10 鸭蛋主要营养成分（100g）

蛋白质 (g)	12.6	脂肪 (g)	13
热量（kcal）	179	锌 (mg)	1.67
钙 (mg)	62	铁 (mg)	2.9

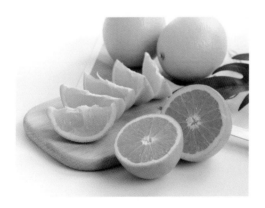

橙子 chéngzi

橙子又称为黄橙、金橙、蟹橙，是芸香科柑橘属植物橙树的果实。我国华东、西南和湖北、湖南等地均有栽培。秋季采收成熟果实，剥去皮，取瓤囊鲜用。橙子含橙皮甙、柠檬酸、苹果酸、琥珀酸、糖类、果胶和维生素

等，所含的抗氧化物质较高。橙子可鲜食，还可做橙汁、蜜饯，也可作为粥、羹、菜肴等食谱的原料。中医认为橙子有"生津止渴、和胃止痛"的功效。每百克橙子主要营养成分见表7-1-11。

表 7-1-11 橙子主要营养成分（100g）

蛋白质 (g)	0.8	脂肪 (g)	0.2
热量（kcal）	50	膳食纤维 (g)	0.6
钙 (mg)	20	铁 (mg)	0.4

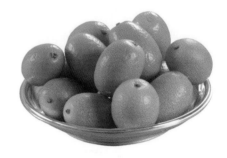

金橘 jīnjú

金橘为芸香科金橘属植物金橘的果实。中国南方各地栽种，以台湾、福建、广东、广西栽种的较多。金橘果实含丰富的维生素A、维生素C、金橘甙等成分。金橘可取汁，也可制作蜜饯。中医认为金橘有"理气解郁，消食化痰，止渴醒酒"的功效。每百克金橘主要营养成分见表7-1-12。

表 7-1-12 金橘主要营养成分（100g）

蛋白质 (g)	1.0	脂肪 (g)	0.2
热量 (kcal)	61	膳食纤维 (g)	1.4
钙 (mg)	56	铁 (mg)	1.0

推荐食谱

气郁体质套餐				
荤	素	汤	点心	粥
陈皮猪肝	凉拌薄荷	松茸鲫鱼汤	玫瑰牡丹酥	百合杏仁粥

荤菜——陈皮猪肝

一、【原料】（2人份）

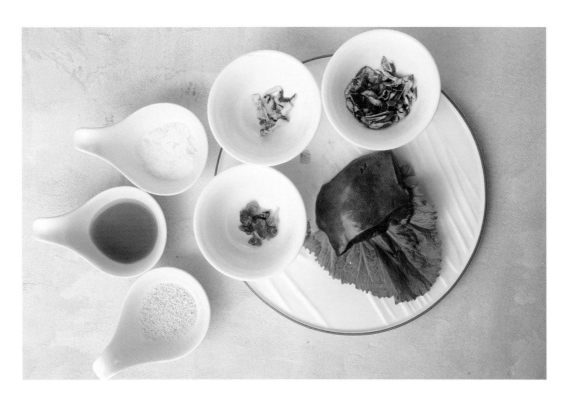

主料	猪肝		100g	
辅料	薤白	5g	陈皮	5g
	佛手		3g	
调料	玉米油	5mL	盐	2g
	鸡精		1g	

二、【做法】

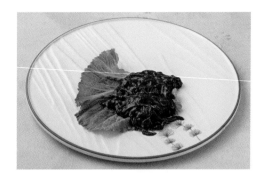

① 猪肝洗净，纯水中浸泡 30 分钟，沥干切丝备用。

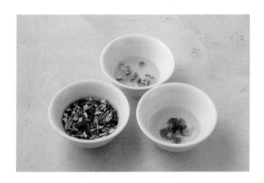

② 将佛手、薤白、陈皮洗净泡软，陈皮切丝备用。

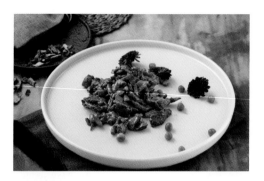

③ 炒锅放油，加热至七八成，放入猪肝，翻炒片刻，放入薤白、陈皮、佛手等翻炒；武火煮熟，盐、鸡精调味，即可装盘。

三、【主要营养成分表】

陈皮猪肝主要营养成分见表 7-2-1。

表 7-2-1 陈皮猪肝主要营养成分（1 人份）

热量 (kcal)	94.80	蛋白质 (g)	9.90
脂肪 (g)	4.28	碳水化合物 (g)	4.14
膳食纤维 (g)	0.52	微量元素 (mg)	磷 157.91、钾 122.78

小贴士：

① 猪肝很容易被炒老，所以要先把猪肝进行腌制，不仅可以保持猪肝的鲜嫩度，还可以去除腥味；

② 猪肝要分两次放入锅中，第一次炒至断生，然后盛出。炒完其他配菜之后，再把猪肝放入锅中翻炒；

③ 炒猪肝的时候一定要控制好火候，使用大火快速翻炒，时间不要太长。

④ 猪肝含有的胆固醇较高，高血压、冠心病患者应少食。

素菜——凉拌薄荷

一、【原料】（2 人份）

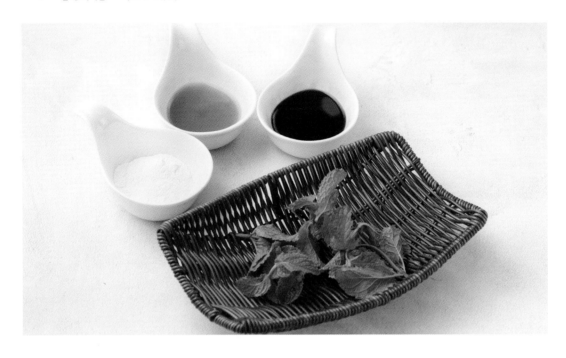

主料	鲜薄荷	500g		
调料	香醋	3mL	盐	0.5g
	鸡精	1g	生抽	2mL
	胡椒粉	0.5g	白糖	2g
	香油	5mL		

二、【做法】

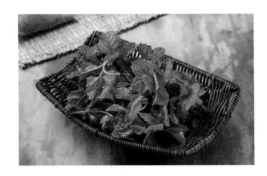

① 将薄荷洗净，备用。

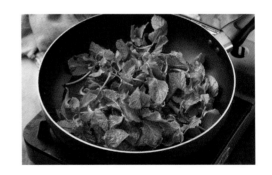

② 炒锅上火，入水烧沸，入薄荷焯水，用凉开水冲凉，控净水分，待用。

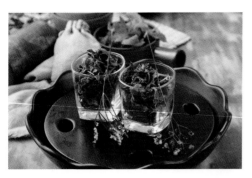

③ 将香油、鸡精、胡椒粉、生抽、香醋、白糖放在容器内搅拌均匀，浇在薄荷上即可。

三、【主要营养成分表】

凉拌薄荷主要营养成分见表 7-2-2。

表 7-2-2 凉拌薄荷主要营养成分（1 人份）

热量（kcal）	88.95	蛋白质（g）	11.16
脂肪（g）	2.52	碳水化合物(g)	5.42
膳食纤维（g）	12.51	微量元素(mg)	磷250.42、锌2.29、铜3.26、铁10.71

小贴士：

薄荷有疏肝行气的功效，且具有强烈的刺激性气味，故孕妇忌食。又因薄荷有抑制乳汁分泌的作用，所以哺乳中的妇女也不宜多用。且因薄荷芳香辛散之故，肺虚咳嗽、阴虚发热多汗者也应慎用。

汤品——松茸鲫鱼汤

一、【原料】（2 人份）

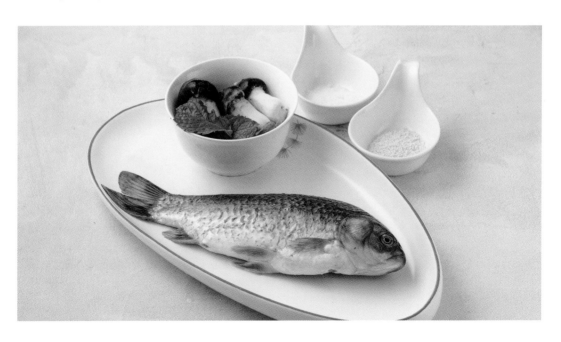

主料	鲫鱼	200g		
辅料	干松茸	20g		
	鲜紫苏叶	10g		
调料	盐	2.5g	胡椒粉	1g
	生姜	3g（约3片）		

二、【做法】

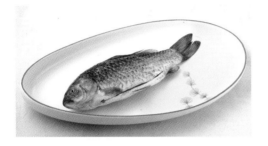

① 将松茸洗净并切成 2～3mm 的薄片；将鲫鱼去鳞、剖开取出内脏、洗净；姜去皮切片。

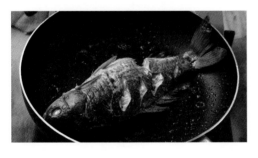

② 将鲫鱼放入加热的油锅短暂煎炸，倒出锅里的油。

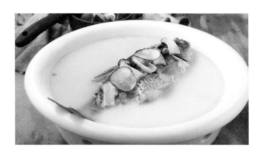

③ 加入适量清水、姜片，后放入松茸片，起锅前加入紫苏叶，盐、胡椒粉调味即可。

三、【主要营养成分表】

松茸鲫鱼汤主要营养成分见表 7-2-3。

表 7-2-3 松茸鲫鱼汤主要营养成分（1 人份）

热量 (kcal)	133.75	蛋白质 (g)	19.39
脂肪 (g)	3.11	碳水化合物 (g)	9.46
膳食纤维 (g)	5.02	微量元素 (mg)	铜 1.13、锌 2.62、磷 202.89

TIPS

小贴士：

鱼要先煎，煎鱼时要注意"热锅凉油"，这样不易粘锅。鱼煎好后要加沸水，才能煮出奶白色的鲫鱼汤。

点心——玫瑰酥

一、【原料】（2 人份）

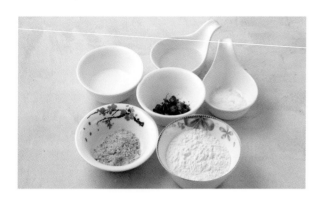

小贴士：

① 面团不宜太干、太瓷实，以免成品干硬不酥脆；

② 口干口渴、发热、心烦易怒等症状者不宜多食玫瑰花。

主料	低筋面粉	100g		
辅料	干玫瑰花	3g		
	花生碎	3g		
调料	猪油	50mL	牛奶	50mL
	绵白糖	30g		

二、【做法】

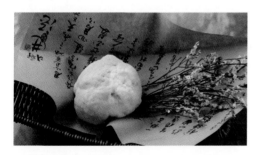

① 在面粉中加白糖、猪油、牛奶放入碗中；加适量 30 ～ 35°C 温水搅拌揉成面团。

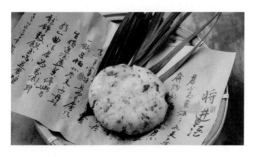

② 玫瑰花、花生碎研粉揉入面团，做成饼状。

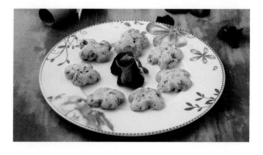

③ 烘烤成型，即可装盘。

三、【主要营养成分表】

玫瑰牡丹酥主要营养成分见表 7-2-4。

表 7-2-4 玫瑰牡丹酥主要营养成分（1 人份）

热量 (kcal)	486.49	蛋白质 (g)	7.28
脂肪 (g)	27.12	碳水化合物 (g)	53.57
膳食纤维 (g)	0.27	微量元素 (mg)	钾 101.16、磷 80.43

粥——百合杏仁粥

一、【原料】（2 人份）

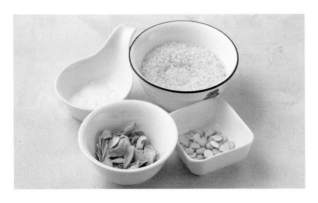

小贴士：

选用新鲜百合更佳，用前泡水能去除土腥气。风寒咳嗽及脾胃虚者不宜食用。

主料	粳米		50g	
辅料	鲜百合	30g	杏仁	10g
调料	绵白糖		30g	

二、【做法】

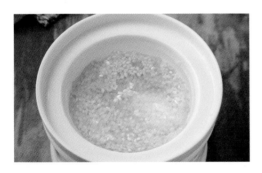

① 粳米洗净，放入砂锅，加适量清水煮沸，持续搅动。

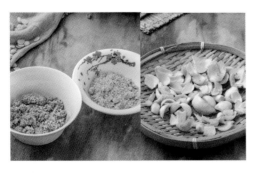

② 百合洗净、杏仁去皮打碎备用。

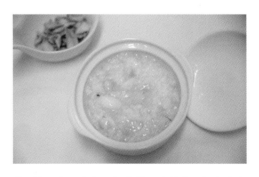

③ 将百合、杏仁、粳米放入砂锅中，加水武火煮沸后改为文火，熬成黏稠状。加糖调味即可。

三、【主要营养成分表】

百合杏仁粥主要营养成分见表 7-2-5。

表 7-2-5 百合杏仁粥主要营养成分（1 人份）

热量 (kcal)	196.95	蛋白质 (g)	3.45
脂肪 (g)	2.39	碳水化合物 (g)	40.78
膳食纤维 (g)	0.76	微量元素 (mg)	锌 0.57、铜 0.15、铁 0.52、磷 31.00

特禀体质
养生药膳

★ 体质概述

总体特征： 适应能力差，易过敏，过敏后身上会长红疹，遇过敏原会打喷嚏；对易致过敏季节适应能力差，易引发宿疾；体态适中。

易患疾病： 哮喘、荨麻疹、花粉症及药物过敏等。

食养原则： 宜选用益气健脾的中药材及食材进行调养。

饮食禁忌： 忌食生冷及寒凉食物；慎食辛辣腥膻食物及荞麦。

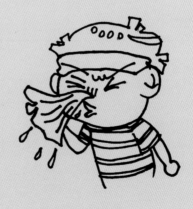

推荐中药材

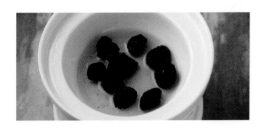

乌梅 wūméi

本品为蔷薇科植物梅的干燥近成熟果实。夏季
果实近成熟时采收，低温烘干后闷至色变黑。

【性味与归经】酸、涩，平。归肝、脾、肺、
大肠经。

【功能与主治】敛肺，涩肠，生津，安蛔。
用于肺虚久咳，久泻久痢，虚热消渴，蛔厥呕
吐腹痛。

【用量】6 ～ 12g。

【贮藏】置阴凉干燥处，防潮。

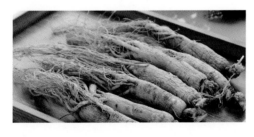

人参 rénshēn

本品为五加科植物人参属的干燥根和根茎。多
于秋季采挖，洗净晒干或烘干。栽培的俗称"园
参"；播种在山林野生状态下自然生长的称"林
下山参"，习称"籽海"。

【性味与归经】甘、微苦，微温。归脾、肺、心、
肾经。

【功能与主治】大补元气，复脉固脱，补脾益肺，
生津养血，安神益智。用于体虚欲脱，肢冷脉
微，脾虚食少，肺虚喘咳，津伤口渴，内热消渴，
气血亏虚，久病虚羸，惊悸失眠，阳痿宫冷。

【用量】3 ～ 9g。

【注意】不宜与藜芦、五灵脂同用。

【贮藏】置阴凉干燥处，密闭保存，防蛀。

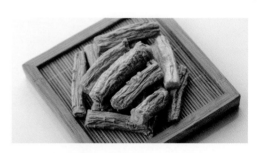

党参 dǎngshēn

本品为桔梗科植物党参、素花党参或川党参的干
燥根。秋季采挖，洗净，晒干。

【性味与归经】甘，平。归脾、肺经。

【功能与主治】健脾益肺，养血生津。用于脾
肺气虚，食少倦怠，咳嗽虚喘，气血不足，面色
萎黄，心悸气短，津伤口渴，内热消渴。

【用量】9 ～ 30g。

【注意】不宜与藜芦同用。

【贮藏】置通风干燥处，防蛀。

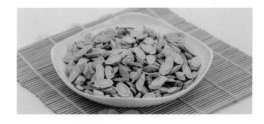

黄芪 huángqí

本品为豆科植物蒙古黄芪或膜荚黄芪的干燥

根。春、秋二季采挖，除去须根和根头，晒干。

【性味与归经】甘，微温。归肺、脾经。

【功能与主治】补气升阳，固表止汗，利水消肿，生津养血，行滞通痹，托毒排脓，敛疮生肌。用于气虚乏力，食少便溏，中气下陷，久泻脱肛，便血崩漏，表虚自汗，气虚水肿，内热消渴，血虚萎黄，半身不遂，痹痛麻木，痈疽难溃，久溃不敛。

【用量】9～30g。

【贮藏】置通风干燥处，防潮，防蛀。

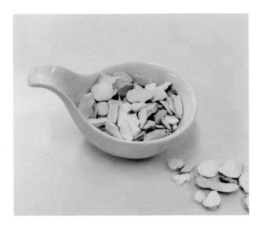

山药 shānyào

本品为薯蓣科植物薯蓣的干燥根茎。冬季茎叶枯萎后采挖，切去根头，洗净，除去外皮和须根，干燥，习称"毛山药片"；或除去外皮，趁鲜切厚片，干燥，称为"山药片"；也有选择肥大顺直的干燥山药，置清水中，浸至无干心，闷透，切齐两端，用木板搓成圆柱状，晒干，打光，习称"光山药"。

【性味与归经】甘，平。归脾、肺、肾经。

【功能与主治】补脾养胃，生津益肺，补肾涩精。用于脾虚食少，久泻不止，肺虚喘咳，肾虚遗精，带下，尿频，虚热消渴。麸炒山药补脾健胃。用于脾虚食少，泄泻便溏，白带过多。

【用量】15～30g。

【贮藏】置通风干燥处，防蛀。

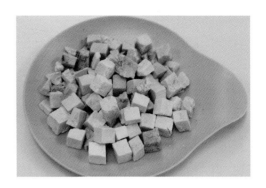

茯苓 fúlíng

本品为多孔菌科真菌茯苓的干燥菌核。多于7~9月采挖，挖出后除去泥沙，堆置"发汗"后，摊开晾至表面干燥，再"发汗"，反复数次至现皱纹、内部水分大部散失后，阴干，称为"茯苓个"；或将鲜茯苓按不同部位切制，阴干，分别称为"茯苓块"和"茯苓片"。

【性味与归经】甘、淡，平。归心、肺、脾、肾经。

【功能与主治】利水渗湿，健脾，宁心。用于水肿尿少，痰饮眩悸，脾虚食少，便溏泄泻，心神不安，惊悸失眠。

【用量】10～15g。

【贮藏】置干燥处，防潮。

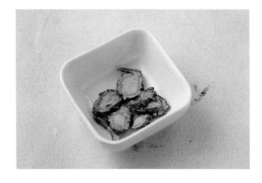

当归 dāngguī

本品为伞形科植物当归的干燥根。秋末采挖，除去须根和泥沙，待水分稍蒸发后，捆成小把，上棚，用烟火慢慢熏干。

【性味与归经】甘、辛，温。归肝、心、脾经。

【功能与主治】补血活血，调经止痛，润肠通便。用于血虚萎黄，眩晕心悸，月经不调，经闭痛经，虚寒腹痛，风湿痹痛，跌扑损伤，痈疽疮疡，肠燥便秘。酒当归活血通经。用于经闭痛经，风湿痹痛，跌扑损伤。

【用量】6～12g。

【贮藏】置阴凉干燥处，防潮，防蛀。

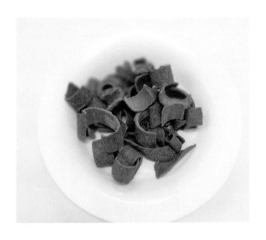

肉桂 ròuguì

本品为樟科植物肉桂的干燥树皮。多于秋季剥取，阴干。

【性味与归经】辛、甘，大热。归肾、脾、心、肝经。

【功能与主治】补火助阳，引火归元，散寒止痛，温通经脉。用于阳痿宫冷，腰膝冷痛，肾虚作喘，虚阳上浮，眩晕目赤，心腹冷痛，虚寒吐泻，寒疝腹痛，痛经经闭。

【用量】1～5g。

【注意】有出血倾向者及孕妇慎用；不宜与赤石脂同用。

【贮藏】置阴凉干燥处。

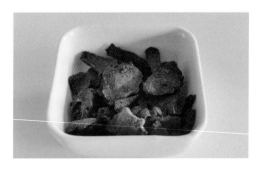

肉苁蓉 ròucōngróng

本品为列当科植物肉苁蓉或管花肉苁蓉的干燥带鳞叶的肉质茎。春季苗刚出土时或秋季冻土之前采挖，除去茎尖。切段，晒干。

【性味与归经】甘、咸，温。归肾、大肠经。

【功能与主治】补肾阳，益精血，润肠通便。用于肾阳不足，精血亏虚，阳痿不孕，腰膝酸软，筋骨无力，肠燥便秘。

【用量】6～10g。

【贮藏】置通风干燥处，防蛀。

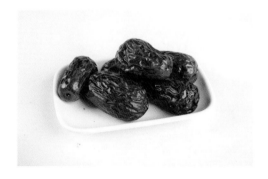

大枣 dàzǎo

本品为鼠李科植物枣的干燥成熟果实。秋季果实成熟时采收，晒干。

【性味与归经】甘，温。归脾、胃、心经。

【功能与主治】补中益气，养血安神。用于脾虚食少，乏力便溏，妇人脏躁。

【用量】9～15g。

【贮藏】置干燥处，防蛀。

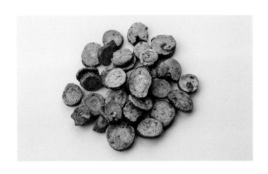

甘草 gāncǎo

本品为豆科植物甘草、胀果甘草或光果甘草的干燥根和根茎。春、秋二季采挖,除去须根,晒干。

【性味与归经】 甘,平。归心、肺、脾、胃经。

【功能与主治】 补脾益气,清热解毒,祛痰止咳,缓急止痛,调和诸药。用于脾胃虚弱,倦怠乏力,心悸气短,咳嗽痰多,脘腹、四肢挛急疼痛,痈肿疮毒,缓解药物毒性、烈性。

【用量】 2～10g。

【注意】 不宜与海藻、京大戟、红大戟、甘遂、芫花同用。

【贮藏】 置通风干燥处,防蛀。

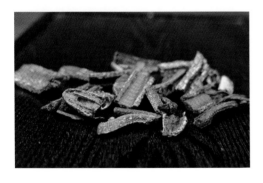

乌梢蛇 wūshāoshé

本品为游蛇科动物乌梢蛇的干燥体。多于夏、秋二季捕捉,剖开腹部或先剥皮留头尾,除去内脏,盘成圆盘状,干燥。

【性味与归经】 甘,平。归肝经。

【功能与主治】 祛风,通络,止痉。用于风湿顽痹,麻木拘挛,中风口眼歪斜,半身不遂,抽搐痉挛,破伤风,麻风,疥癣。

【用量】 6～12g。

【贮藏】 置干燥处,防霉,防蛀。

推荐食材

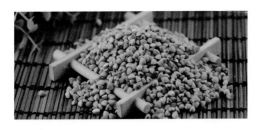

荞麦 qiáomài

荞麦又称乌麦、三角麦、玉麦，是蓼科植物荞麦的种仁。秋季成熟后采集，去除杂质，晒干去皮壳备用。荞麦含有丰富的膳食纤维，其含量是一般精制大米的10倍；荞麦含有的铁、锰、锌等微量元素也比一般谷物丰富，被誉为"高营养保健食品"。荞麦可磨粉食用，做出面饼、面包、菜团子等，亦可熬粥。中医认为荞麦具有"清热除湿、开胃宽肠、下气消积"的功效。每百克荞麦主要营养成分见表8-1-1。

表 8-1-1 荞麦主要营养成分（100g）

蛋白质 (g)	9.3	脂肪 (g)	2.3
热量 （kcal）	355	膳食纤维 (g)	5.5
钙 (mg)	47	锌 (mg)	3.62

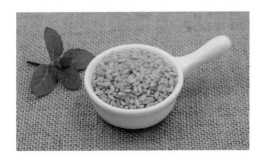

糙米 cāomǐ

糙米是稻谷脱去外保护皮层稻壳后的颖果。全

国各地均有栽培。夏季成熟时收割，脱粒后晒干贮藏。糙米中米糠和胚芽部分富含维生素 B 和维生素 E，能提高人体免疫功能。糙米可煮粥，也可做蒸食。中医认为糙米具有"健脾养胃、补中益气，调和五脏"的功效。每百克荞麦主要营养成分见表 8-1-2。

表 8-1-2 荞麦主要营养成分（100g）

蛋白质 (g)	7.2	脂肪 (g)	2.4
热量 （kcal）	367	膳食纤维 (g)	3.4
钙 (mg)	11	铁 (mg)	1.2

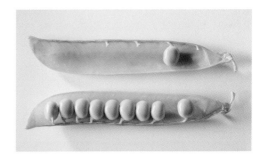

豌豆 wāndòu

豌豆为豆科植物豌豆的种子。全国大部分地区有栽培。夏秋采集，鲜食或晒干用。豌豆含大量铜铬等微量元素。豌豆可炒食、煮食、制酱或煎汤。中医认为豌豆性平味甘，有"和中下气、利尿除湿"的功效。每百克豌豆主要营养成分见表 8-1-3。

表 8-1-3 豌豆主要营养成分（100g）

蛋白质 (g)	7.4	脂肪 (g)	0.3
热量 （kcal）	119	膳食纤维 (g)	1.3
钙 (mg)	21	铁 (mg)	1.7

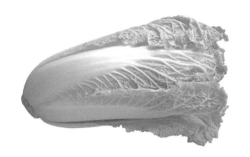

白菜 báicài

白菜是十字花科芸薹属植物大白菜的叶球。全国各地均有栽培。秋冬采挖,除去泥土,洗净鲜用。白菜营养丰富,除含糖类、脂肪、蛋白质,还含丰富的维生素及多种微量元素。白菜可炒食、生食、盐腌、酱渍。中医认为白菜具有"养胃生津、除烦解渴、利尿通便、清热解毒"的功效。每百克白菜主要营养成分见表 8-1-4。

表 8-1-4 白菜主要营养成分（100g）

蛋白质 (g)	1.5	脂肪 (g)	0.1
热量（kcal）	20	膳食纤维 (g)	0.8
钙 (mg)	50	铁 (mg)	0.7

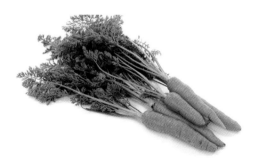

胡萝卜 húluóbo

胡萝卜为伞形胡萝卜属植物胡萝卜的根。全国各地广泛栽培。冬季采挖根部,除去茎叶、须根,洗净。胡萝卜是一种质脆味美、营养丰富的家常蔬菜,素有"小人参"之称。胡萝卜富含糖类、脂肪、挥发油、胡萝卜素、维生素 A、维生素

B_1、维生素 B_2、花青素、钙、铁等营养成分。另含果胶、淀粉、无机盐和多种氨基酸。胡萝卜可生食、凉拌、炒食、煮粥等。中医认为胡萝卜具有"健脾养胃、养肝明目、化痰止咳、清热解毒"的功效。每百克胡萝卜主要营养成分见表 8-1-5。

表 8-1-5 胡萝卜主要营养成分（100g）

蛋白质 (g)	1.0	脂肪 (g)	0.2
热量（kcal）	42	膳食纤维 (g)	3.2
钙 (mg)	32	铁 (mg)	1.0

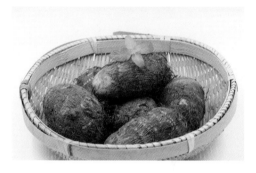

芋艿 yùnǎi

芋艿又名芋头,为天南星科多年生草本植物芋的地下肉质球茎。我国以珠江流域及台湾地区种植最多,其他省市也有种植。芋艿含有丰富的黏液皂素及多种微量元素。芋艿食用方法很多:煮、蒸、烤、烧、炒、烩、炸均可。中医认为芋艿具有"益脾胃、调中气、化痰和胃、解毒消肿、软坚散结"的功效。每百克芋艿主要营养成分见表 8-1-6。

表 8-1-6 芋艿主要营养成分（100g）

蛋白质 (g)	2.2	脂肪 (g)	0.2
热量（kcal）	84	膳食纤维 (g)	1
钙 (mg)	36	铁 (mg)	1.0

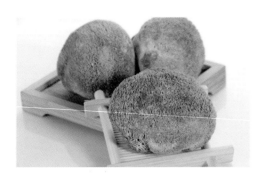

猴头菇 hóutóugū

猴头菇又称猴菇、猴头菌，是一种齿菌科的菌类，由于外形酷似猴子的头而得名。我国东北地区和河南、河北等地都有出产。猴头菇富含蛋白质、不饱和脂肪酸、维生素、多糖、氨基酸等多种营养元素。猴头菇可炒、可烧、可炖。中医认为猴头菇具有"补益五脏"的功效。每百克猴头菇主要营养成分见表 8-1-7。

表 8-1-7 猴头菇主要营养成分（100g）

蛋白质 (g)	2	脂肪 (g)	0.2
热量 （kcal）	21	膳食纤维 (g)	4.2
钙 (mg)	19	铁 (mg)	2.8

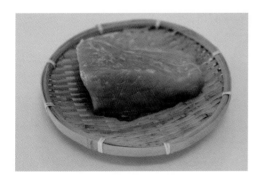

猪肉 zhūròu

猪肉为猪科动物猪的肉。宰杀后，刮去猪毛，剖腹去内脏，取肉鲜用或冷藏备用。猪肉为人体提供优质蛋白质和必需的脂肪酸，还可提供血红素，改善缺铁性贫血。猪肉各部位肉质不同，应根据烹调方法而选择，如红烧、煨汤、爆炒、炖、烤等。中医认为猪肉有"滋阴润燥、和胃生津"的功效。每百克猪肉主要营养成分见表 8-1-8。

表 8-1-8 猪肉主要营养成分（100g）

蛋白质 (g)	13.2	脂肪 (g)	37
热量 (kcal)	391	碳水化物 (g)	1.5
钙 (mg)	6.0	铁 (mg)	1.6

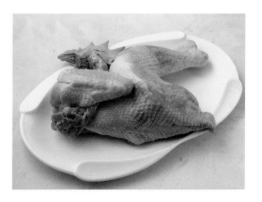

鸡肉 jīròu

鸡肉为雉科动物家鸡的肉。我国各地均有饲养。宰杀后除去羽毛及内脏，取肉鲜用。鸡肉的蛋白质含量较高，易被人体消化吸收，含对人体生长发育有重要作用的磷脂类，是中国人膳食结构中脂肪和磷脂的重要来源之一。鸡肉可煮食或炖汤。中医认为鸡肉有"温中益气、补虚填精、健脾胃"的功效。每百克鸡肉主要营养成分见表 8-1-9。

表 8-1-9 鸡肉主要营养成分（100g）

蛋白质 (g)	21.5	脂肪 (g)	2
热量 (kcal)	115	锌 (mg)	1.5
钙 (mg)	12	铁 (mg)	0.9

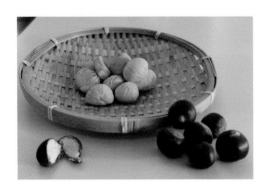

栗子 lìzi

栗子是壳斗科栗属中的乔木或灌木的果实。我国各地普遍种植。栗子富含蛋白质及多种维生素和矿物质，尤其维生素 C、维生素 B_1 和胡萝卜素的含量较高。栗子可生食、煮食或炒食。中医认为栗子有"补肾健脾、强身健体、益胃平肝"的功效。每百克栗子主要营养成分见表 8-1-10。

表 8-1-10 栗子主要营养成分（100g）

蛋白质 (g)	4.2	脂肪 (g)	0.7
热量（kcal）	195	钾 (mg)	442
钙 (mg)	17	铁 (mg)	1.1

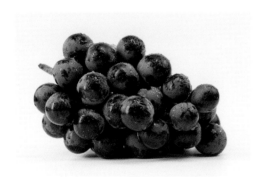

葡萄 pútao

葡萄为葡萄科葡萄属植物葡萄的果实。我国各地普遍种植。葡萄中的葡萄糖、有机酸、氨基酸、维生素含量丰富。葡萄可鲜食，还可做葡萄汁、酿酒，也可作为粥、羹、菜肴等食谱的

原料。中医认为葡萄有"补气血、益肝肾、生津液、强筋骨、利小便"的功效。每百克葡萄主要营养成分见表 8-1-11。

表 8-1-11 葡萄主要营养成分（100g）

蛋白质 (g)	0.5	脂肪 (g)	0.2
热量（kcal）	46	膳食纤维 (g)	0.4
钙 (mg)	5	铁 (mg)	0.4

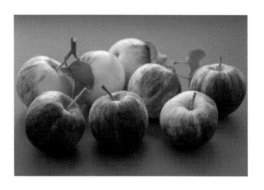

苹果 píngguǒ

苹果为蔷薇科苹果属植物苹果的果实。多产于我国温热带地区。苹果含有鞣酸、果胶和膳食纤维及多种矿物质和维生素。苹果可鲜食，煮食，榨汁或熬膏食。中医认为苹果有"生津止渴、润肺除烦、健脾益胃、养心益气"的功效。每百克苹果主要营养成分见表 8-1-12。

表 8-1-12 苹果主要营养成分（100g）

蛋白质 (g)	0.2	脂肪 (g)	0.2
热量（kcal）	57	膳食纤维 (g)	1.2
钙 (mg)	4	铁 (mg)	0.6

推荐食谱

荤菜——黄芪鸡翅

一、【原料】（2人份）

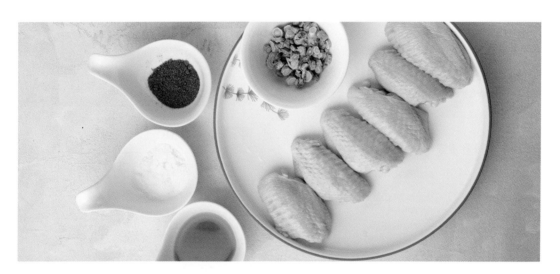

主料	鸡翅（中段）		350g(约6个)	
辅料	黄芪	9g	党参	9g
调料	料酒	10mL	盐	3g
	白胡椒粉		3g	

二、【做法】

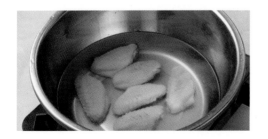

① 将鸡翅洗净加水、料酒焯水备用。

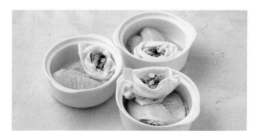

② 黄芪、党参装入纱袋中分别放入3个蒸碗（带盖）内，加冷水。

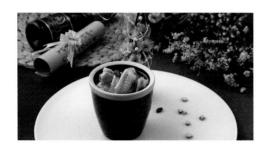

③ 隔水大火蒸 1 小时，放入盐、白胡椒粉调味即可装盘。

三、【主要营养成分表】

黄芪鸡翅主要营养成分见表 8-2-1。

表 8-2-1 黄芪鸡翅主要营养成分（1 人份）

热量 (kcal)	344.97	蛋白质 (g)	30.61
脂肪 (g)	20.69	碳水化合物 (g)	9.21
膳食纤维 (g)	0.22	微量元素 (mg)	钾 365.28、钠 692.14

小贴士：

鸡翅处理时应打花刀，方便入味。

素菜——猴菇山药菜心

一、【原料】（2 人份）

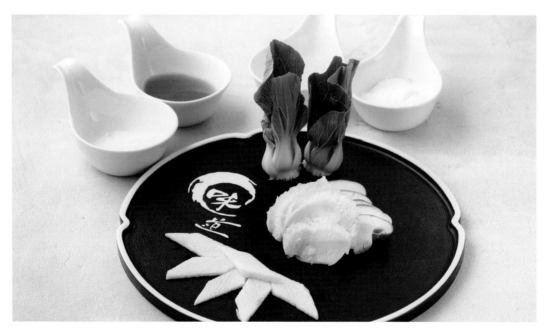

主料	鲜猴头菇	150g	菜心	10g
	鲜山药		50g	
辅料	鲜香菇		10g	
调料	玉米油	10g	盐	2g
	米酒	3mL	淀粉	5g

二、【做法】

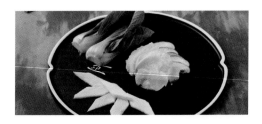

① 猴头菇洗净后切片；山药洗净，去皮切片；香菇洗净后，以沸水略烫；菜心剖成两半，以沸水略烫。

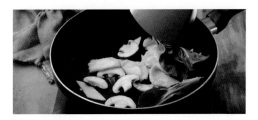

② 油锅烧热，放入猴头菇片、山药片、菜心、香菇同炒。

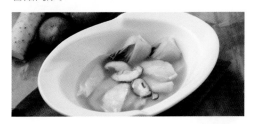

③ 加入米酒、盐，将菇类烧入味后用淀粉勾芡，装盘即成。

三、【主要营养成分表】

猴菇山药菜心主要营养成分见表 8-2-2。

表 8-2-2 猴菇山药菜心主要营养成分（1 人份）

热量（kcal）	85.27	蛋白质（g）	2.19
脂肪（g）	5.20	碳水化合物(g)	9.32
膳食纤维(g)	3.63	微量元素（mg）	磷 41.73、锌 0.43、铜 0.13、铁 2.40

小贴士：

① 山药皮中含有皂角素和植物碱，部分人接触后会出现皮肤过敏并且发痒，可套上塑胶手套用竹片或丝瓜瓤去除外皮，也可先蒸或煮 5 分钟晾凉后去皮；

② 鲜山药切片后需立即浸泡在盐水中，以防止氧化发黑；

③ 猴头菇用温水浸泡回软，换水清洗数次，再用温水浸泡 3 个小时。

汤品——枣栗鸡汤

一、【原料】（2 人份）

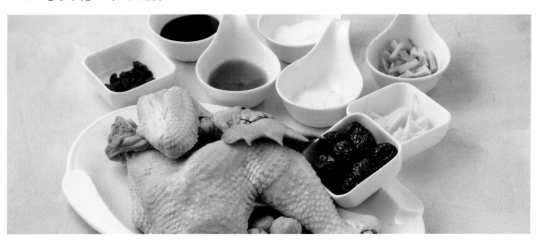

主料	母鸡	500g（1只）	栗子	200g
辅料	大枣	30g（约10枚）	枸杞	10g
调料	料酒	5g	白糖	2g
	鸡精	3g	盐	3g
	小葱	3g	生姜	5g(约5片)

二、【做法】

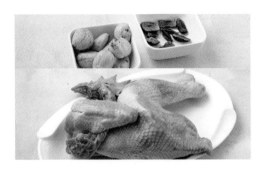

① 栗子洗净，用刀划一个口子，锅中放水加入栗子煮10分钟，放凉后剥壳去皮；枸杞、大枣洗净，大枣去核对半切开；姜片洗净去皮切片；鸡洗净备用。

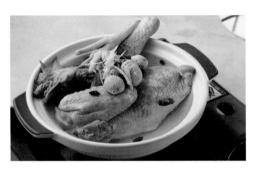

② 将鸡、栗子放入炖锅中，加大枣、枸杞、生姜，大火煮沸后转中小火熬两小时。

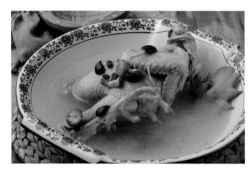

③ 出锅前加入鸡精、盐、白糖、葱花调味。

三、【主要营养成分表】

枣栗鸡汤主要营养成分见表8-2-3。

表8-2-3 枣栗鸡汤主要营养成分（1人份）

热量（kcal）	567.92	蛋白质（g）	57.44
脂肪（g）	12.15	碳水化合物（g）	58.54
膳食纤维（g）	4.07	微量元素（mg）	磷459.09、铜0.76、铁7.03

小贴士：

宜选用老母鸡，熬出来的汤味道更足。栗子的含糖量较高，糖尿病患者少量食用。

点心——芋艿羹

一、【原料】（2人份）

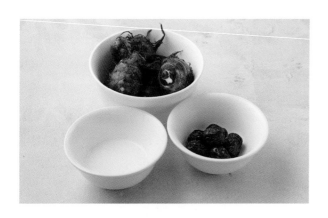

小贴士：

① 芋头皮中含有草酸碱及皂角素，对皮肤有强烈刺激作用，在给芋头去皮时候可戴上塑料手套以避免引起皮肤瘙痒；

② 小火熬煮时要边煮边搅拌，以防粘锅糊底。

主料	芋艿		100g	
辅料	大枣	15g（约5枚）	牛乳	20g

二、【做法】

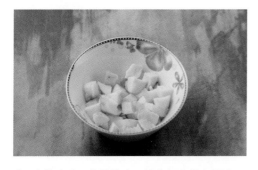

① 先将大枣、芋艿洗净，芋艿加水放入锅中，煮沸5分钟左右，捞出，稍凉，去皮，切成小块。

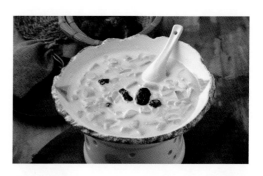

③ 烧至芋艿变软，加入牛乳调匀，随煮随搅（防止糊底烧焦），待再烧开后，停火出锅。

三、【主要营养成分表】

芋艿羹主要营养成分见表8-2-4。

表8-2-4 芋艿羹主要营养成分（1人份）

热量（kcal）	69.68	蛋白质（g）	1.56
脂肪（g）	0.45	碳水化合物（g）	15.47
膳食纤维（g）	1.21	微量元素（mg）	锌0.32、铜0.21、铁0.69、磷37.35

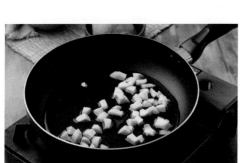

② 把洁净的锅架火上，放入芋艿小块，加水750mL，加大枣，先用旺火煮开，再改用小火焖煮1个多小时。

粥——乌梅粥

一、【原料】（2 人份）

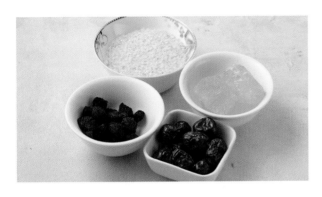

小贴士：

乌梅用温水泡 15~20 分钟后清洗再用。熬粥时要边煮边搅拌，以防粘锅糊底。

主料	梗米	100g	糯米	30g
辅料	乌梅	15g	大枣	25g（约 8 枚）
调料	冰糖	30g		

二、【做法】

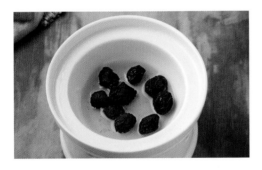

① 将乌梅洗净，锅内放水 500mL，微火煎至 250mL 左右，去渣留汁。

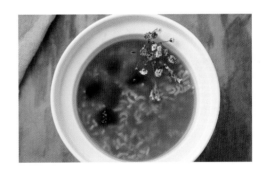

③ 先用大火煮沸，再改用文火熬至粥香熟时，加冰糖继续熬至汁黏稠为度。

三、【主要营养成分表】

乌梅粥主要营养成分见表 8-2-5。

表 8-2-5 乌梅粥主要营养成分（1 人份）

热量（kcal）	334.85	蛋白质（g）	5.78
脂肪（g）	0.57	碳水化合物（g）	77.39
膳食纤维（g）	4.02	微量元素（mg）	磷 52.65、锌 1.38、铜 0.30、铁 1.08

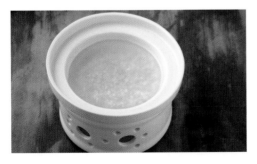

② 梗米、糯米、大枣淘洗干净入锅，加 800mL 水与乌梅汁同入锅内煮粥。

平和体质
养生药膳

★ 体质概述

总体特征： 面色、唇色红润，头发稠密有光泽，目光有神，不易疲劳，精力充沛；性格平和开朗，情绪稳定；对自然环境和社会环境适应能力较强；体形匀称健壮。

易患疾病： 平素患病较少，即使生病，对治疗反应敏感，自我康复能力强。

食养原则： 合理营养、平衡膳食。

饮食禁忌： 有节制，不偏食，不嗜食。

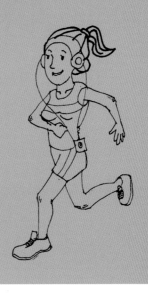

推荐中药材、食材

"药食同源"中药材、常规食材皆可适量食用。

推荐食谱

平和体质套餐				
荤	素	汤品	点心	粥
百花蒸鱼	荷塘小炒	栗子健脾汤	蜜蒸百合	四季粥

荤菜——百花蒸鱼

一、【原料】（2人份）

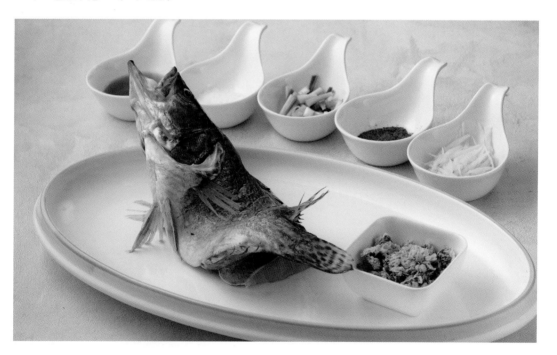

主料	新鲜河鱼		500g	
辅料	干菊花（春季）	6g	干荷花（夏季）	6g
	干桂花（秋季）	6g	干梅花（冬季）	6g
调料	小葱	3g	生姜	5g（约5片）
	盐	1g	黄酒	3mL
	蒸鱼豉油	10mL	猪油	8mL

二、【做法】

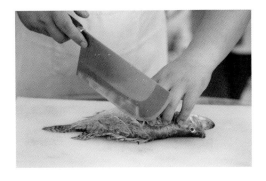

① 将鱼鳞、内脏去除，清洗干净后，在鱼身上切斜刀后均匀涂抹好猪油。

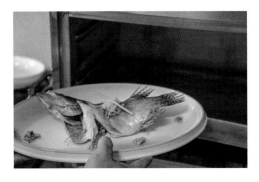

③ 蒸锅至水开后放入鱼盘。

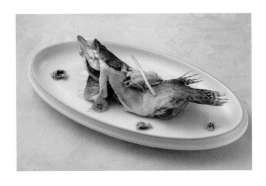

② 将姜丝放入鱼肚内，花瓣铺在鱼盘上，将鱼入盘后再在鱼身上抹少许盐，并撒些葱姜丝，淋适量黄酒。

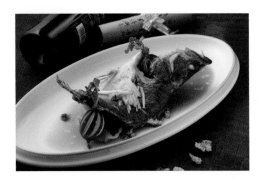

④ 武火蒸 10 ～ 12 分钟取出，淋少许蒸鱼豉油（可加小红萝卜或青红椒丝装饰），开盖食用。

三、【主要营养成分表】

百花蒸鱼主要营养成分见表 9-1。

表 9-1 百花蒸鱼主要营养成分（1 人份）

热量 (kcal)	340.36	蛋白质 (g)	50.27
脂肪 (g)	14.61	碳水化合物 (g)	2.26
膳食纤维 (g)	0.58	微量元素 (mg)	钾 767.90、磷 556.36

小贴士：

如果是清蒸稍大的鱼，蒸的时间还可以再延长 2 ～ 3 分钟；也可在鱼身下架两根筷子，使鱼离开盘底，鱼身全面遇热快熟。杀鱼时苦胆易破，如果鱼肉沾染上胆汁可用白酒清洗。

素菜——荷塘小炒

一、【原料】（2 人份）

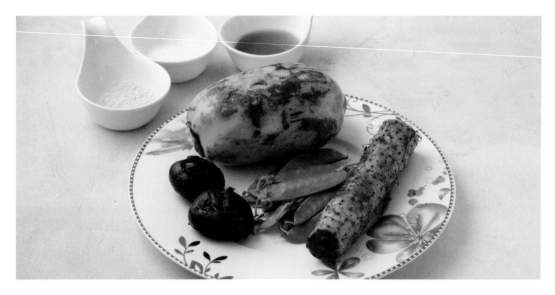

主料	鲜山药	100g	鲜莲藕	200g
	荷兰豆	30g	荸荠	50g（约2个）
调料	玉米油	5mL	盐	2g
	鸡精		2g	

二、【做法】

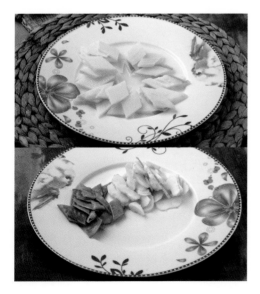

① 山药、莲藕清洗干净，削去外皮，切片备用；荸荠、荷兰豆清洗备用。

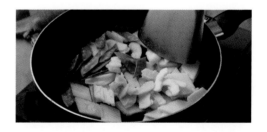

② 在火上放上炒锅，锅内倒入少许玉米油，将食材放入翻炒；倒入少量清水，武火煮熟。

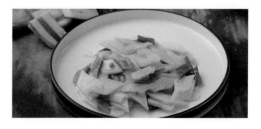

③ 放入适量盐和鸡精调味后，出锅装盘。

三、【主要营养成分表】

荷塘小炒主要营养成分见表 9-2。

表 9-2 荷塘小炒主要营养成分（1 人份）

热量 (kcal)	145.58	蛋白质 (g)	3.63
脂肪 (g)	2.91	碳水化合物 (g)	27.22
膳食纤维 (g)	2.09	微量元素 (mg)	钾 444.47、钠 640.59、镁 34.52

小贴士：

① 山药皮中含有皂角素和植物碱，部分人接触后会出现皮肤过敏并且发痒，可套上塑胶手套用竹片或丝瓜瓤去除外皮，也可先蒸或煮 5 分钟晾凉后去皮；

② 鲜山药、莲藕切片后需立即浸泡在盐水中，以防止氧化发黑。

汤品——栗子健脾汤

一、【原料】（2 人份）

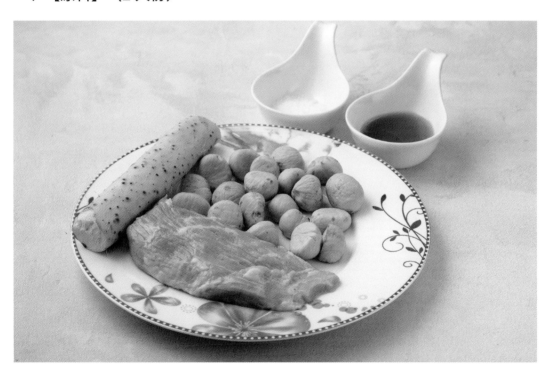

主料	栗子	240g	猪瘦肉	120g
辅料	鲜山药	150g		
调料	盐	2g		

二、 【做法】

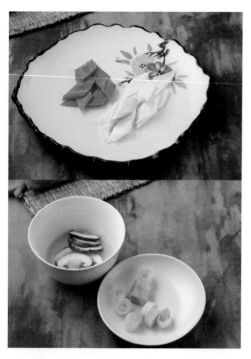

① 栗子剥壳后用开水浸泡去衣，猪瘦肉切成块状焯水。

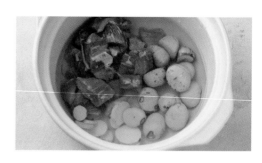

② 以上原料连同山药一起放入煲内，加水800～1000mL（浸没食材），煮至猪瘦肉软熟。

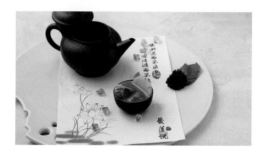

③ 加盐调味，装入汤碗即可饮用。

三、 【主要营养成分表】

栗子健脾汤主要营养成分见表 9-3。

表 9-3 栗子健脾汤主要营养成分（1 人份）

热量（kcal）	355.35	蛋白质（g）	18.65
脂肪（g）	4.71	碳水化合物（g）	60.84
膳食纤维（g）	2.64	微量元素（mg）	磷 245.70、锌 2.69、铜 0.73、铁 3.36

小贴士：

① 山药皮中含有皂角素和植物碱，部分人接触后会出现皮肤过敏并且发痒，可套上塑胶手套用竹片或丝瓜瓤去除外皮，也可先蒸或煮 5 分钟晾凉后去皮；

② 鲜山药切片后需立即浸泡在盐水中，以防止氧化发黑；

③ 食积和腹胀者不宜食用栗子。

点心——蜜蒸百合

一、【原料】（2 人份）

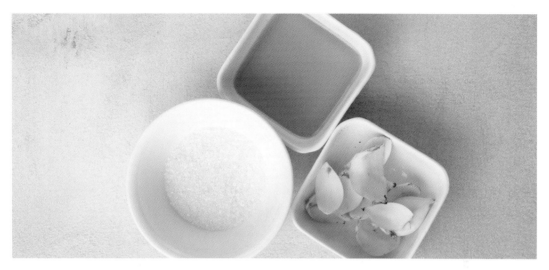

主料	干百合	12g
辅料	蜂蜜	30g
调料	绵白糖	5g

二、【做法】

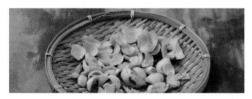

① 百合去杂质洗净，放入碗内，加少许绵白糖。

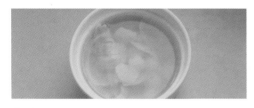

② 加入蜂蜜混匀。

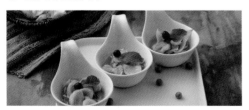

③ 先用大火煮沸，再改用文火熬至粥香熟时，加冰糖继续熬至汁黏稠为度。

三、【主要营养成分表】

蜜蒸百合主要营养成分见表 9-4。

表 9-4 蜜蒸百合主要营养成分（1 人份）

热量（kcal）	68.01	蛋白质（g）	0.26
脂肪（g）	0.29	碳水化合物(g)	16.14
膳食纤维（g）	0.1	微量元素(mg)	磷 4.19、锌 0.09

小贴士：

百合用冷水泡 5 个小时，可去除百合本身的苦味。

粥——四季粥

一、【原料】（2人份）

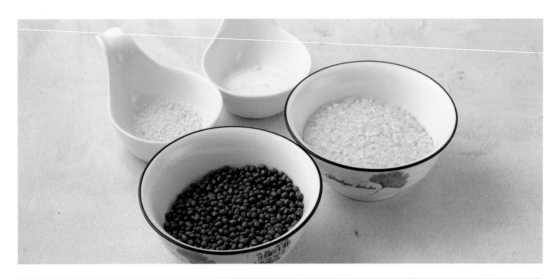

主料	粳米		100g	
辅料	黄豆（春季）	6g	绿豆（夏季）	6g
	白扁豆（秋季）	6g	黑豆（冬季）	6g
调料	鸡精	1g	绵白糖	30g

二、【做法】

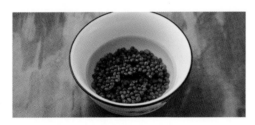

① 将豆类泡软。

② 将豆类与粳米放入砂锅中，武火煮沸后文火煮熟。

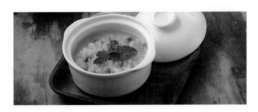

③ 装盘食用，鸡精或绵白糖根据个人口味适量添加。

三、【主要营养成分表】

四季粥主要营养成分见表 9-5。

表 9-5 四季粥主要营养成分（1人份）

热量 (kcal)	239.55	蛋白质 (g)	4.71
脂肪 (g)	0.69	碳水化合物 (g)	53.97
膳食纤维 (g)	0.48	微量元素 (mg)	钾 68.02、磷 53.32

小贴士：

豆类需用冷水泡软；绿豆性寒，素体虚寒者不宜多食或久食，脾胃虚寒泄泻者慎食。

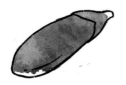

食谱索引

中药材索引

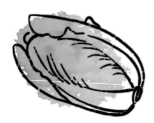

食材索引

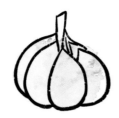 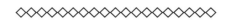

附录

中医体质分类与判定

（中华中医药学会标准 ZYYXH/T157—2009）

（一）中医体质分类

1. 平和质（A 型）

总体特征：阴阳气血调和，以体态适中、面色红润、精力充沛等为主要特征。

形体特征：体形匀称健壮。

常见表现：面色、肤色润泽，头发稠密有光泽，目光有神，鼻色明润，嗅觉通利，唇色红润，不易疲劳，精力充沛，耐受寒热，睡眠良好，胃纳佳，二便正常，舌色淡红，苔薄白，脉和缓有力。

心理特征：性格随和开朗。

发病倾向：平素患病较少。

对外界环境适应能力：对自然环境和社会环境适应能力较强。

2. 气虚质（B 型）

总体特征：元气不足，以疲乏、气短、自汗等气虚表现为主要特征。

形体特征：肌肉松软不实。

常见表现：平素语音低弱，气短懒言，容易疲乏，精神不振，易出汗，舌淡红，舌边有齿痕，脉弱。

心理特征：性格内向，不喜冒险。

发病倾向：易患感冒、内脏下垂等病；病后康复缓慢。

对外界环境适应能力：不耐受风、寒、暑、湿邪。

3. 阳虚质（C型）

总体特征：阳气不足，以畏寒怕冷、手足不温等虚寒表现为主要特征。

形体特征：肌肉松软不实。

常见表现：平素畏冷，手足不温，喜热饮食，精神不振，舌淡胖嫩，脉沉迟。

心理特征：性格多沉静、内向。

发病倾向：易患痰饮、肿胀、泄泻等病；感邪易从寒化。

对外界环境适应能力：耐夏不耐冬；易感风、寒、湿邪。

4. 阴虚质（D型）

总体特征：阴液亏少，以口燥咽干、手足心热等虚热表现为主要特征。

形体特征：体形偏瘦。

常见表现：手足心热，口燥咽干，鼻微干，喜冷饮，大便干燥，舌红少津，脉细数。

心理特征：性情急躁，外向好动，活泼。

发病倾向：易患虚劳、失精、不寐等病；感邪易从热化。

对外界环境适应能力：耐冬不耐夏；不耐受暑、热、燥邪。

5. 痰湿质（E型）

总体特征：痰湿凝聚，以形体肥胖、腹部肥满、口黏苔腻等痰湿表现为主要特征。

形体特征：体形肥胖，腹部肥满松软。

常见表现：面部皮肤油脂较多，多汗且黏，胸闷，痰多，口黏腻或甜，喜食肥甘甜黏，苔腻，脉滑。

心理特征：性格偏温和、稳重，多善于忍耐。

发病倾向：易患消渴、中风、胸痹等病。

对外界环境适应能力：对梅雨季节及湿重环境适应能力差。

6. 湿热质（F型）

总体特征：湿热内蕴，以面垢油光、口苦、苔黄腻等湿热表现为主要特征。

形体特征：形体中等或偏瘦。

常见表现：面垢油光，易生痤疮，口苦口干，身重困倦，大便黏滞不畅或燥结，小便短黄，男性易阴囊潮湿，女性易带下增多，舌质偏红，苔黄腻，脉滑数。

心理特征：容易心烦急躁。

发病倾向：易患疮疖、黄疸、热淋等病。

对外界环境适应能力：对夏末秋初湿热气候，湿重或气温偏高环境较难适应。

7. 血瘀质（G 型）

总体特征：血行不畅，以肤色晦黯、舌质紫黯等血瘀表现为主要特征。

形体特征：胖瘦均见。

常见表现：肤色晦黯，色素沉着，容易出现瘀斑，口唇黯淡，舌黯或有瘀点，舌下络脉
紫黯或增粗，脉涩。

心理特征：易烦，健忘。

发病倾向：易患癥瘕及痛证、血证等。

对外界环境适应能力：不耐受寒邪。

8. 气郁质（H 型）

总体特征：气机郁滞，以神情抑郁、忧虑脆弱等气郁表现为主要特征。

形体特征：形体瘦者为多。

常见表现：神情抑郁，情感脆弱，烦闷不乐，舌淡红，苔薄白，脉弦。

心理特征：性格内向不稳定、敏感多虑。

发病倾向：易患脏躁、梅核气、百合病及郁证等。

对外界环境适应能力：对精神刺激适应能力较差；不适应阴雨天气。

9. 特禀质（I 型）

总体特征：先天失常，以生理缺陷、过敏反应等为主要特征。

形体特征：过敏体质者一般无特殊；先天禀赋异常者或有畸形，或有生理缺陷。

常见表现：过敏体质者常见哮喘、风团、咽痒、鼻塞、喷嚏等；患遗传性疾病者有垂直遗传、
先天性、家族性特征；患胎传性疾病者具有母体影响胎儿个体生长发育及相
关疾病特征。

心理特征：随禀质不同情况各异。

发病倾向：过敏体质者易患哮喘、荨麻疹、花粉症及药物过敏等；遗传性疾病如血友病、
先天愚型等；胎传性疾病如五迟（立迟、行迟、发迟、齿迟和语迟）、五软（头
软、项软、手足软、肌肉软、口软）、解颅、胎惊等。

对外界环境适应能力：适应能力差，如过敏体质者对易致过敏季节适应能力差，易引发宿疾。

（二）判定方法

回答《中医体质分类与判定表》中的全部问题，每一问题按5级评分，计算原始分及转化分，依标准判定体质类型。

$$原始分 = 各个条目分值相加$$

$$转化分数 =[（原始分 - 条目数）÷（条目数 \times 4）]\times 100$$

（三）判定标准

平和质为正常体质，其他8种体质为偏颇体质。判定标准见下表。

平和质与偏颇体质判定标准表

体质类型	条件	判定结果
平和质	转化分≥60分	是
	其他8种体质转化分均＜30分	
	转化分≥60分	基本是
	其他8种体质转化分均＜40分	
	不满足上述条件者	否
偏颇体质	转化分≥40分	是
	转化分30～39分	倾向是
	转化分＜30分	否

（四）示例

1.某人各体质类型转化分如下：平和质75分，气虚质56分，阳虚质27分，阴虚质25分，痰湿质12分，湿热质15分，血瘀质20分，气郁质18分，特禀质10分。根据判定标准，虽然平和质转化分≥60分，但其他8种体质转化分并未全部＜40分，其中气虚质转化分≥40分，故此人不能判定为平和质，应判定为气虚质。

2.某人各体质类型转化分如下：平和质75分，气虚质16分，阳虚质27分，阴虚质25分，痰湿质32分，湿热质25分，血瘀质10分，气郁质18分，特禀质10分。根据判定标准，平和质转化分≥60分，且其他8种体质转化分均＜40分，可判定为基本是平和质，同时，痰湿质转化分在 30 ～ 39 分，可判定为痰湿质倾向，故此人最终体质判定结果为基本是平和质，有痰湿质倾向。

（五）中医体质分类与判定表

平和质（A 型）

请根据近一年的体验和感觉，回答以下问题	没有（根本不）	很少（有一点）	有时（有些）	经常（相当）	总是（非常）
（1）您精力充沛吗？	1	2	3	4	1
（2）您容易疲乏吗？	5	4	3	2	1
（3）您说话声音无力吗？	5	4	3	2	1
（4）您感到闷闷不乐吗？	5	4	3	2	1
（5）您比一般人耐受不了寒冷（冬天的寒冷，夏天的冷空调、电扇）吗？	5	4	3	2	1
（6）您能适应外界自然和社会环境的变化吗？	1	2	3	4	5
（7）您容易失眠吗？	5	4	3	2	1
（8）您容易忘事（健忘）吗？	5	4	3	2	1

判断结果：□是　□倾向是　□否

气虚质（B 型）

请根据近一年的体验和感觉，回答以下问题	没有（根本不）	很少（有一点）	有时（有些）	经常（相当）	总是（非常）
（1）您容易疲乏吗？	1	2	3	4	5
（2）您容易气短（呼吸短促，接不上气）吗？	1	2	3	4	5
（3）您容易心慌吗？	1	2	3	4	5
（4）您容易头晕或站起时晕眩吗？	1	2	3	4	5
（5）您比别人容易患感冒吗？	1	2	3	4	5
（6）您喜欢安静、懒得说话吗？	1	2	3	4	5
（7）您说话声音无力吗？	1	2	3	4	5
（8）您活动量稍大就容易出虚汗吗？	1	2	3	4	5

判断结果：□是　□倾向是　□否

阳虚质（C 型）

请根据近一年的体验和感觉，回答以下问题	没有（根本不）	很少（有一点）	有时（有些）	经常（相当）	总是（非常）
（1）您手脚发凉吗？	1	2	3	4	5
（2）您胃脘部、背部或腰膝部怕冷吗？	1	2	3	4	5
（3）您感到怕冷、衣服比别人穿得多吗？	1	2	3	4	5
（4）您比一般人耐受不了寒冷（冬天的寒冷，夏天的冷空调、电扇等）吗？	1	2	3	4	5
（5）您比别人容易患感冒吗？	1	2	3	4	5
（6）您吃（喝）凉的东西会感到不舒服或怕吃（喝）凉东西吗？	1	2	3	4	5
（7）你受凉或吃（喝）凉的东西后，容易腹泻（拉肚子）吗？	1	2	3	4	5

判断结果：□是 □倾向是 □否

阴虚质（D 型）

请根据近一年的体验和感觉，回答以下问题	没有（根本不）	很少（有一点）	有时（有些）	经常（相当）	总是（非常）
（1）您感到手脚心发热吗？	1	2	3	4	5
（2）您感觉身体、脸上发热吗？	1	2	3	4	5
（3）您皮肤或口唇干吗？	1	2	3	4	5
（4）您口唇的颜色比一般人红吗？	1	2	3	4	5
（5）您容易便秘或大便干燥吗？	1	2	3	4	5
（6）您面部潮红或偏红吗？	1	2	3	4	5
（7）您感到眼睛干涩吗？	1	2	3	4	5
（8）您活动量稍大就容易出虚汗吗？	1	2	3	4	5

判断结果：□是 □倾向是 □否

痰湿质（E型）

请根据近一年的体验和感觉，回答以下问题	没有（根本不）	很少（有一点）	有时（有些）	经常（相当）	总是（非常）
（1）您感到胸闷或腹部胀满吗？	1	2	3	4	5
（2）您感到身体沉重不轻松或不爽快吗？	1	2	3	4	5
（3）您腹部肥满松软吗？	1	2	3	4	5
（4）您有额部油脂分泌多的现象吗？	1	2	3	4	5
（5）您上眼睑比别人肿（如轻微隆起的现象）吗？	1	2	3	4	5
（6）您嘴里有黏黏的感觉吗？	1	2	3	4	5
（7）您平时痰多，特别是咽喉部总感到有痰堵着吗？	1	2	3	4	5
（8）您舌苔厚腻或有舌苔厚厚的感觉吗？	1	2	3	4	5

判断结果：□是　□倾向是　□否

湿热质（F型）

请根据近一年的体验和感觉，回答以下问题	没有（根本不）	很少（有一点）	有时（有些）	经常（相当）	总是（非常）
（1）您面部或鼻部有油腻感或油亮发光吗？	1	2	3	4	5
（2）您容易生痤疮或疮疖吗？	1	2	3	4	5
（3）您感到口苦或嘴里有异味吗？	1	2	3	4	5
（4）您大便黏滞不爽、有解不尽的感觉吗？	1	2	3	4	5
（5）您小便时尿道有发热感、尿色浓（深）吗？	1	2	3	4	5
（6）您带下色黄（白带颜色发黄）吗？（限女性回答）	1	2	3	4	5
（7）您的阴囊部位潮湿吗？（限男性回答）	1	2	3	4	5

判断结果：□是　□倾向是　□否

血瘀质（G 型）

请根据近一年的体验和感觉，回答以下问题	没有（根本不）	很少（有一点）	有时（有些）	经常（相当）	总是（非常）
（1）您的皮肤在不知不觉中会出现青紫瘀斑（皮下出血）吗？	1	2	3	4	5
（2）您两颧部有细微红丝吗？	1	2	3	4	5
（3）您身体上有哪里疼痛吗？	1	2	3	4	5
（4）您面色晦黯或容易出现褐斑吗？	1	2	3	4	5
（5）您容易有黑眼圈吗？	1	2	3	4	5
（6）您容易忘事（健忘）吗？	1	2	3	4	5
（7）您口唇颜色偏黯吗？	1	2	3	4	5

判断结果：□是　□倾向是　□否

气郁质（H 型）

请根据近一年的体验和感觉，回答以下问题	没有（根本不）	很少（有一点）	有时（有些）	经常（相当）	总是（非常）
（1）您感到闷闷不乐吗？	1	2	3	4	5
（2）您容易精神紧张、焦虑不安吗？	1	2	3	4	5
（3）您多愁善感、感情脆弱吗？	1	2	3	4	5
（4）您容易感到害怕或受到惊吓吗？	1	2	3	4	5
（5）您胁肋部或乳房胀痛吗？	1	2	3	4	5
（6）您会无缘无故叹气吗？	1	2	3	4	5
（7）您咽喉部有异物感，且吐之不出、咽之不下吗？	1	2	3	4	5

判断结果：□是　□倾向是　□否

特禀质（I型）

请根据近一年的体验和感觉， 回答以下问题	没有 （根本不）	很少 （有一点）	有时 （有些）	经常 （相当）	总是 （非常）
（1）您没有感冒时也会打喷嚏吗？	1	2	3	4	5
（2）您没有感冒时也会鼻塞、流鼻涕吗？	1	2	3	4	5
（3）您有因季节变化、温度变化或异味等原因而咳喘的现象吗？	1	2	3	4	5
（4）您容易过敏（对药物、食物、气味、花粉或在季节交替、气候变化时）吗？	1	2	3	4	5
（5）您的皮肤容易起荨麻疹（风团、风疹块、风疙瘩）吗？	1	2	3	4	5
（6）您的皮肤因过敏出现过紫癜（紫红色瘀点、瘀斑）吗？	1	2	3	4	5
（7）您的皮肤一抓就红，并出现抓痕吗？	1	2	3	4	5

判断结果：□是　□倾向是　□否

参考文献

1. 彭铭泉. 中国药膳大全 [M]. 成都：四川科学技术出版社，1987.

2. 雷载权，张迁模. 实用食疗方精选 [M]. 北京：中医古籍出版社，1988.

3. 李文刚. 中国药粥谱 [M]. 北京：科学技术文献出版社，1995.

4. 党毅. 中医营养食疗学 [M]. 北京：科学技术出版社，1995.

5. 卢祥之，张淑敏. 中华药粥谱 [M]. 北京：科学出版社，1997.

6. 项平. 中医食疗方全录 [M]. 北京：人民卫生出版社，1997

7. 王者悦. 中国药膳大辞典 [M]. 修订版. 大连：大连出版社，2002.

8. 谢英彪，颜培增，刘光隆. 食物营养与食疗宝典 [M]. 北京：人民军医出版社，2007.

9. 温信子. 粥膳本草经：中国粥膳养疗速查手册 [M]. 北京：军事医学科学出版社，2008.

10. 彭铭泉. 中国药膳烹饪大全 [M]. 北京：金盾出版社，2008.

11. 中华中医药学会. 中医体质分类与判定 [S]. 北京：中国中医药出版社，2009.

12. 马继兴. 中医药膳学 [M]. 北京：人民卫生出版社，2009.

13. 王琦. 中国人九种体质的发现 [M]. 北京：科学出版社，2011.

14. 佘自强，郭丽娜. 从体质开始细说饮食宜忌 [M]. 广州：南方日报出版社，2011.

15. 邓明鲁. 食疗食材精品 399[M]. 长春：吉林科学技术出版社，2011.

16. 石晶明. 本草纲目饮食调养全书 [M]. 南京：江苏科学技术出版社，2011.

17. 李其忠，刘庆华. 人分九种吃不同 [M]. 北京：中国轻工业出版社，2012.

18. 谭兴贵，谭楣，邓沂. 中国食物药用大典 [M]. 西安：西安交通大学出版社，2013.

19. 柴可夫，马纲. 中国食材考 [M]. 北京：中国中医药出版社，2013.

20. 李其忠. 中医体质养生指南 [M]. 上海：复旦大学出版社，2013.

21. 施洪飞，方泓. 中医食疗学 [M]. 北京：中国中医药出版社，2016.

22. 聂宏，蒋希成. 中医食疗药膳学 [M]. 西安：西安交通大学出版社，2017.

23. 沈红艺，阮洁，邱勤. 节气养生药膳食谱 [M]. 上海：上海科学技术出版社，2018.

24. 杨月欣. 中国食物成分表：标准版（第一册）[M].6 版. 北京：北京大学医学出版社，2018.

25. 杨月欣. 中国食物成分表：标准版（第二册）[M].6 版. 北京：北京大学医学出版社，2019.

26. 国家药典委员会. 中华人民共和国药典（2020 年版）[M]. 北京：中国医药科技出版社，2020.

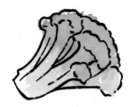 ◇◇◇◇◇◇◇◇◇◇◇◇◇◇◇ 后记

近年来，随着人口老龄化时代的到来以及人们健康意识的普遍提高，在疾病预防及早期干预已形成大趋势的背景下，中医药业迎来了良好的发展机遇。具有悠久历史的"药食同源"资源应当如何开发并发挥其产业优势，值得深入研究。

编者有幸于 2017 年得到上海市浦东新区卫生健康委员会的支持，获批立项"基于九种体质的系列药膳研究与开发（PDZYYFCX-201707）"，进行中医体质辨识和药膳开发的系统研究，项目成果整合、完善后最终形成本书。

在项目实施和书籍撰写过程中，得到了包括但不限于以下单位的帮助和支持：上海市浦东新区光明中医医院、上海市浦东新区中医药创新促进中心、上海市浦东新区公利医院、上海宜心健康科技有限公司、上海良逸图文设计有限公司、上海市 1979 创梦产业园、上海市浦东新区鹤丰农庄、上海馥绚文化传媒中心、上海市韶梦酒店（南汇店）等。本书还得到了以下专家、学者的倾情指导：上海市东方医院范慧敏主任医师、上海中医药大学李其忠教授、上海中医药大学附属岳阳中西医结合医院文小平主任医师、上海中医药大学沈红艺研究员、上海市浦东新区光明中医医院原党委书记朱齐明先生等。

本书的付梓，离不开编委会成员付出的辛勤努力和众多中医药学、营养学、烹饪学同道的支持与鼓励，在此向他们表示由衷的感谢与敬意！

图书在版编目（CIP）数据

中医体质药膳调养指导 / 李萍，郁东海，李华章主
编 . -- 上海：同济大学出版社，2022.7
ISBN 978-7-5765-0187-2

Ⅰ . ①中… Ⅱ . ①李… ②郁… ③李… Ⅲ . ①药膳
Ⅳ . ① R247.1

中国版本图书馆 CIP 数据核字 (2022) 第 105926 号

中医体质药膳调养指导

李萍　郁东海　李华章　主编

责任编辑　罗　琳
助理编辑　朱涧超
责任校对　徐逢乔
装帧设计　张　微

出版发行　同济大学出版社 www.tongjipress.com.cn
　　　　　（地址：上海市四平路 1239 号　邮编：200092
　　　　　电话：021–65985622）
经　　销　全国新华书店
印　　刷　上海丽佳制版印刷有限公司
开　　本　787mm×1092mm　1/16
印　　张　11.5
字　　数　287 000
版　　次　2022 年 7 月第 1 版
印　　次　2022 年 7 月第 1 次印刷
书　　号　ISBN 978-7-5765-0187-2
定　　价　98.00 元

本书若有印装问题，请向本社发行部调换
版权所有　侵权必究